神経心理学コレクション

シリーズ編集
山鳥 重
河村 満
池田 学

ふるえ

DVD付

柴﨑 浩
京都大学名誉教授

河村 満
昭和大学教授 神経内科

中島 雅士
昭和大学准教授 神経内科

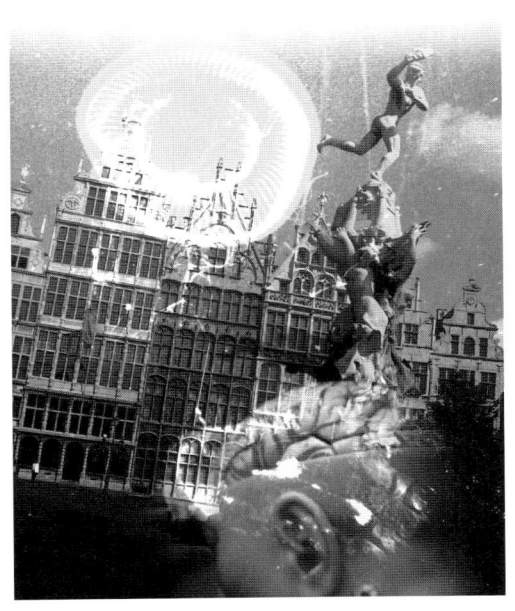

医学書院

〈神経心理学コレクション〉
ふるえ ［DVD 付］

発　行	2011 年 10 月 1 日　第 1 版第 1 刷Ⓒ
著　者	柴﨑　浩・河村　満・中島雅士
発行者	株式会社　医学書院
	代表取締役　金原　優
	〒113-8719　東京都文京区本郷 1-28-23
	電話 03-3817-5600（社内案内）
印刷・製本	三美印刷

本書の複製権・翻訳権・上映権・譲渡権・公衆送信権（送信可能化権を含む）は㈱医学書院が保有します．

ISBN978-4-260-01065-8

本書を無断で複製する行為（複写，スキャン，デジタルデータ化など）は，「私的使用のための複製」など著作権法上の限られた例外を除き禁じられています．大学，病院，診療所，企業などにおいて，業務上使用する目的（診療，研究活動を含む）で上記の行為を行うことは，その使用範囲が内部的であっても，私的使用には該当せず，違法です．また私的使用に該当する場合であっても，代行業者等の第三者に依頼して上記の行為を行うことは違法となります．

JCOPY　〈㈳出版者著作権管理機構　委託出版物〉
本書の無断複写は著作権法上での例外を除き禁じられています．複写される場合は，そのつど事前に，㈳出版者著作権管理機構（電話 03-3513-6969，FAX 03-3513-6979，info@jcopy.or.jp）の許諾を得てください．

はじめに

　「ふるえ」を訴える患者さんを前にして，その現象がどの不随意運動に相当するか，何とか既成の概念に当てはめようと必死に思案することは，読者のなかにもそのような経験をおもちの方がおられるに違いない。事実，私も比較的最近までそのような傾向をもっていた。しかしこの頃は，はっきりしない運動を既成の不随意運動と決めつけることはあまり意味をもたないように思われてきた。一つには，国際的にその道の専門と考えられる神経内科医が集まって，ある不随意運動を観察した場合に，それぞれ違った意見が出ることは驚くほどである。そのような意味で，不随意運動はその現象を正確に記載することが肝要であって，第一印象に基づいて診断することは実際的ではない。事実，不随意運動のなかには2種類以上の既成概念の特徴を兼ね備えたものもあるし，あるいはそれらの中間型あるいは移行型と考えられるものもある。また，これまでに記載されていないような新しい不随意運動に遭遇するかもしれないからである。

　今日知られている不随意運動の大部分は，いまから100年以上前に記載されたものである。なかでも，振戦や舞踏運動はすでに17世紀に記載された。ちなみに，筋電図と脳波が実用化されたのは1920年代の末であったから，それらの不随意運動は詳細な臨床的観察に基づいて記載されたものであって，生理学的検査はまったくない時代であった。私は，各種電気生理学的検査や画像検査が発達した今日でも，基本的には不随意運動は臨床的観察に基づいて診断されるべきものであって，検査所見が異なるからといってその臨床分類を変更する必要はないと考えている。例えば，表面筋電図で持続の短いミオクローヌス様の放電がみられても，臨床的に振戦に見えたら，それはやはり振戦であって，その発生機序としてミオクローヌスと同様の機序が関与していると解釈することもできる。

本書の企画が持ち上がったのは，2007年10月初め，日本パーキンソン病・運動障害疾患学会（MDSJ）の第1回学術集会が東京で開かれたときである．その会場で，河村満先生および医学書院の編集者にお会いして，相談がまとまった．その時ご提案いただいたテーマが，私が若い頃から興味を持ち続けてきた不随意運動であったため，即座にお引き受けした次第である．実際には，2009年3月に医学書院会議室で1日半にわたって座談会を開き，その記録がこの本の基となった．出席者は河村満先生，中島雅士先生と私の3名に加えて，医学書院の編集者と速記者が出席された．しかしその後，出版社の都合でこの本の出版が今日まで遅れたため，最近の新しい知見や文献の引用について多少問題が生じたが，できる範囲でそれらも含めることにした．

　幸い私はこれまでに数多くの不随意運動を観察する機会に恵まれ，その現象をビデオに収めてきた．今回本書が出版されるにあたり，できるだけ個人情報が表に現れないようにするために，顔が映らないようにし，もしどうしても顔が映っている場合には目を隠し，また録音されている会話の内容も必要に応じて削除した．また，本書に収録したビデオは，私が九州大学医学部附属病院神経内科，佐賀医科大学（現在の佐賀大学）附属病院，国立精神・神経医療研究センター，京都大学医学部附属病院神経内科，米国NIHのNINDS，および医仁会武田総合病院のいずかの施設で診察する機会があった症例のものである．これも個人情報保護の目的で，各施設名を記載することはできるだけ差し控えた．

　本書はここ数年間にわたって医学書院から刊行されてきた『神経心理学コレクション』の一巻である．不随意運動は厳密な意味では本コレクションとは多少異質なものであるが，多くの不随意運動は運動調節中枢の機能異常に基づくこと，またほとんどの不随意運動は心理的影響を受けやすいことから，大きな矛盾はないものと思われる．とくに河村先生による肢節運動失行の動画が加わったことは，その懸念を払拭するのに有効であった．また，本書のタイトルとして「ふるえ」というポピュラーな言葉を用いたことも，神経心理学領域により親しい印象を与えるものと期待され

る。本書の企画と編集には医学書院の多くの方が参加された。なかでもとくに同書籍編集部の小南哲司氏と同制作部の筒井進氏のご尽力に謝意を表したい。なお，動画や本文をご覧いただいて，私たちとは異なったお考えをおもちの方がおられましたら，そのご意見を歓迎いたします。

2011 年 9 月

柴﨑　浩

目次

序 …………………………………………………………… iii

第1章　振戦 …………………………………………………… 1
　A. 静止時振戦 …………………………………………… 1
　B. 姿勢振戦 ……………………………………………… 13
　C. 動作時振戦 …………………………………………… 34

第2章　ミオクローヌス ……………………………………… 47
　A. 皮質起源のミオクローヌスと陰性ミオクローヌス … 47
　B. 脊髄起源のミオクローヌス ………………………… 57
　C. 脳幹起源のミオクローヌス ………………………… 60

第3章　ジストニー …………………………………………… 67
　A. 全身性ジストニー …………………………………… 67
　B. 局所性ジストニー …………………………………… 71

第4章　アテトーゼ …………………………………………… 81

第5章　舞踏運動 ……………………………………………… 85

第6章　バリズム ……………………………………………… 91

第7章　ジスキネジー ………………………………………… 97

第8章　restless legs syndrome …………………………… 105

第9章　末梢神経障害に合併する不随意運動 ……………… 111

第10章　不随意運動のまとめ ……………………………… 115

第11章　肢節運動失行 ……………………………………… 119

参考・引用文献……………………………………………………………… 127
和文索引……………………………………………………………………… 131
欧文索引……………………………………………………………………… 134

付録 DVD 動画一覧（右端の頁数は該当の動画について本文で言及されている頁）
第1章　振　戦
1	手の静止時振戦，パーキンソン病 ……………………………………………	1
2	足の静止時振戦，パーキンソン病 ……………………………………………	1
3	長期フェノチアジン投与によって誘発された静止時および姿勢振戦 ……	5
4	手の姿勢振戦，本態性振戦 ……………………………………………………	13
5	本態性振戦，視床 Vim 核の高頻度電気刺激（DBS）の効果 ………………	17
6	長期存在した姿勢振戦に最近静止時振戦が加わった症例 …………………	20
7	wing-beating tremor，Wilson 病（1）…………………………………………	28
8	wing-beating tremor，Wilson 病（2）…………………………………………	28
9	アステリクシス，肝性脳症 ……………………………………………………	30
10	視床梗塞の3カ月後に起こった動作時振戦 …………………………………	34
11	心因性と考えられる下肢の振戦 ………………………………………………	38
12	高血糖に伴った頸部と右上肢の不随意運動 …………………………………	40
13	振戦様律動性皮質ミオクローヌス，良性成人家族性ミオクローヌスてんかん …………………………………………………………………………	42
14	振戦様律動性皮質ミオクローヌス，皮質基底核変性症 ……………………	44

第2章　ミオクローヌス
15	皮質ミオクローヌス，Unverricht-Lundborg 病（1）…………………………	47
16	皮質ミオクローヌス，Unverricht-Lundborg 病（2）…………………………	47
17	皮質性陰性ミオクローヌス ……………………………………………………	50
18	体幹・下肢の陽性・陰性ミオクローヌス，Lance-Adams 症候群 ………	51
19	transient myoclonic state with asterixis in elderly patients ………………	54
20	アマンタジン投与によって誘発されたミオクローヌス ……………………	54
21	尿毒症患者にみられた陰性ミオクローヌス …………………………………	55

22	脊髄髄節性ミオクローヌス	57
23	固有脊髄性ミオクローヌス(propriospinal myoclonus)と考えられる背部のミオクローヌス	58
24	腹筋のチック	59
25	opsoclonus(眼球クローヌス)	60
26	口蓋振戦(ミオクローヌス)	60
27	横隔膜フラッター(diaphragmatic flutter)	61
28	palatal and somatic tremor (myoclonus),橋出血の後遺症	63
29	無酸素性脳症直後の周期性不随意運動	64

第3章　ジストニー

30	周期性ジストニー性ミオクローヌス,Creutzfeldt-Jakob病	67
31	ミオクローヌス・ジストニー症候群	69
32	書痙	71
33	斜頸とsensory trick	77
34	遅発性ジストニー	77
35	遅発性ジストニーの逆説性走行	78

第4章　アテトーゼ

36	アテトーゼ,急性脳炎後遺症の疑い	81

第5章　舞踏運動

37	Sydenham舞踏病	85
38	家族性舞踏病	86
39	片側舞踏運動,線条体梗塞	89

第6章　バリズム

40	片側バリズム(1)	91
41	片側バリズム(2)	91

第7章　ジスキネジー

42	口唇・舌ジスキネジー	97
43	発作性運動誘発性ジスキネジー	99
44	心因性と考えられるジスキネジー	101

第8章　restless legs syndrome

45	restless limb syndrome,対側頭頂葉梗塞	106

46 periodic limb movement in sleep，パーキンソン病の疑い ……………… 108

第9章　末梢神経障害に合併する不随意運動

47 painful legs and moving toes syndrome ……………………………… 111
48 末梢神経炎による感覚性アテトーゼ ……………………………………… 112

第11章　肢節運動失行

49 肢節運動失行（左中心後回梗塞例）（1）………………………………… 119
50 肢節運動失行（左中心後回梗塞例）（2）………………………………… 123

装丁デザイン：木村政司

■付録 DVD について

- 本製品は DVD-VIDEO 形式です。一般の DVD プレイヤー，あるいは DVD-VIDEO 再生に対応したパーソナルコンピュータなどで見ることが可能です。
- 本製品は書籍の付録のため，ユーザーサポートの対象外とさせて頂きます。また，本製品を使用した結果，お客様に直接・間接の損害が生じた場合，その原因にかかわらず，㈱医学書院は一切責任を負いません。何卒ご了承下さい。
- 本製品に掲載している動画の著作権は，㈱医学書院または著者に帰属します。その一部，またはすべてを無断で引用，転載，コピー，改変することは禁止されています。

第1章

振　戦

A. 静止時振戦

河村　最初に柴﨑先生にビデオを提示していただいて，それを中島先生と私で見てコメントするというやり方で進めたいと思います。よろしくお願いします。

柴﨑　最初のケース(**動画1**)は，比較的典型的な症例です。私が直接患者さんに説明しながら撮っています。これは典型的なパーキンソン病の振戦(tremor)です。指が動いていますね。この場合，安静時振戦という言葉がよく使われますが，決して安静時ではなくて，観察しようとする部分の筋が収縮していない状態という意味ですから，静止時振戦のほうが正しいと思います。例えば患者がお話をすればするほど手の振戦は強くなりますので，安静時振戦ではなくて静止時振戦(resting tremor, tremor at rest)であることがポイントです。静止時という意味は，当該筋が収縮していない状態です。

　本日私が提示しますビデオは全部短くしてありますので，必要に応じて繰り返し見てください。この患者さんにお話をしていただくと，この足に少し振戦が見えてきます(**動画2**)。振戦が手よりも足に著明なパーキンソン病もあります。この方はお話をしてエキサイトすると振戦が強くなるということです。

　今度は暗算をしているところです。そうすると著明になります。歩いて

いるときに手に起こるのはパーキンソン病の特徴ですから，それも決して安静時ではない。ただ，手にとっては静止時だという意味になります。

中島　人によっては歩いているときのほうが著明です。

柴﨑　むしろそれが普通です。

中島　でも，それは今先生が言った振戦が増強する精神的な緊張とはまた別の理由ですか。

柴﨑　はい。歩くという動作そのものは腕を振って歩きますから動作時になるのですが，普通手指を支配する筋は収縮していない。したがって歩くときはむしろ震えるのが普通です。

中島　それが普通の静止時よりも，強くなったり目立つのはどうしてなのでしょうか。

柴﨑　手は静止していても，精神的あるいは行動面で緊張が高まれば高まるほど手の震えは強くなるということです。

中島　全体の緊張も高まっていると。

柴﨑　そうです。

中島　これは水野美邦先生に教わったことで，われわれも経験しますが，静止時振戦のある方が，最初ある姿勢をとるともちろん症状は出ないですが，だんだんと震えが出てきます。

柴﨑　それは re-emergent tremor と呼ばれる現象だと思います。動画3で出てくる予定です。

河村　先生，パーキンソン病の振戦は大体4〜5 Hzということになっていると思いますが，この方はもう少し早いのではないですか。

柴﨑　この方は少し早いかもしれない。6 Hz くらいあるかもしれません。計測していませんが。

河村　一般的には4〜5 Hzのほうが多い。

柴﨑　平均5 Hz。これもあとで図を提示いたします〔図1（8頁），2（10頁），7（21頁），8（22頁）参照〕。

河村　中島先生，静止時という言葉のほうが，安静時という言葉よりも適切だというお話ですが，何かコメントはありますか。

中島　私もそう思っています。

柴﨑　日本神経学会の『神経学用語集』も静止時のほうが採用されていて，たぶん安静時があるとしたら括弧になっていると思います。

中島　確か平山惠造先生が，そのことを話されていました。

柴﨑　ですから，resting tremor という rest という意味が，振戦があるかどうかを見ようとしている手あるいは足，口のときもありますが，そこの部分が静止しているという状況です。

中島　英語のほうは resting tremor または tremor at rest です。

柴﨑　平山先生が用語委員会の委員長のとき，私も委員だったのです。もう盛んにそのあたりをディスカッションしました。振戦は17世紀に Sylvius という人がすでに記載しております。ただ，一般的には有名な James Parkinson の 1817 年，ほとんど 200 年近く前の，いわゆる振戦麻痺（paralysis agitans）という論文できちんと振戦が記載されたわけです。

河村　最初に上肢の静止時振戦で，それから下肢の静止時振戦を見せていただきましたが，やはり上肢から始まることのほうが多い。

柴﨑　それはもう圧倒的に多いと思います。非常に非対称的ですね。左右非対称。

河村　下肢の例は，左足の振戦がはっきりしていましたが，右足も少し震えているように見えたのですが。

柴﨑　こうしてお話されると，とくに暗算なんかされると右足が震えています。結局どうしてかというと，運動皮質を介して起こる不随意運動はすべて興奮したときに増強するのが普通だと思います。ちょうど Jendrassik 手技をやっているような感じ。

河村　増強法。

中島　要するにモーターニューロンプール（motor neuron pool）全体のファシリテーション（facilitation，促通）というかたち。

柴﨑　そうです。

中島　その肢を支配する運動ニューロンに対するのではなく，全体にファシリテーションがかかったときに出やすい。

柴﨑　そうです。ですから，計算でも何でもいいのですが，脳全体の運動皮質の興奮性が高まる。そうすると，脊髄の前角細胞の興奮性も高まるということになる。
河村　歩行は，一番良い増強法なわけですね。
柴﨑　そうです。暗算しますね。そうすると，左側が増強しますけれど，反対の右側も明らかに震えてきます。この方は実際にはこの症状が前景に立っていまして，もう何年もこの状態です。筋強剛・固縮（rigidity）がわずかにあって，片足跳びをやりますと，やはり左側に運動障害，無動と思われる症状が出て，歩くとそちら側が歩幅がちょっと狭くなる。そして抗パーキンソン薬がよく効きます。今はもうこれはずっと軽減しております。
河村　中島先生，今モーターニューロンプールという用語が出てきましたが，どういう意味なのですか。初めて聞きました。
中島　体の各部または1つの運動を支配するモーターニューロンの集合という意味で使いました。
河村　感覚運動領域というのと，また違うのですか。もう少し生理学的な…。
中島　解剖学的にいえば，運動皮質にも脊髄前角にもそうした集合が想定できます。
柴﨑　あとで申しますけれども，パーキンソン病はご存じのように大脳基底核に原因はあるわけですが，感覚運動皮質を介して起こっていますので，それでちょっと興奮したりすると運動皮質全体の興奮性が高まるということだと思います。
　モーターニューロンプールのはっきりした定義は難しい。プールというのは集まりといった意味です。
中島　神経学の比較的基本的な教科書の中で，静止時振戦と，パーキンソン病特有の歯車様強剛（cogwheel rigidity）が基本的に同じ現象だということが書いてあると思うのですが，今の女性の場合には下肢の振戦はあっても，必ずしも強剛は目立たない。

柴﨑　下肢には rigidity は軽くあったのですが，連続的な抵抗でして，決して cogwheel ではないのです。この振戦とは関係ないと思います。上肢の場合も，振戦が強い人はその筋を他動的に伸ばそうとしますと，振戦が重畳している可能性があります。それを cogwheel と感じる。しかし，これまでのいろいろな研究では，それは否定されている。別の問題であると考えられていると思います。

河村　この患者さんも，別のものであるということの 1 つの証になる方ですね。

柴﨑　その証拠に cogwheel が非常に強い人でも，振戦がない方がおられるわけですね。逆に振戦が手にかなり著明でも，cogwheel のない人もいます。

河村　そういうことは，なかなか教科書に書いてないのです。そういう意味でたいへん有意義であると思います。

柴﨑　なぜ cogwheel になるかというのが，またわかっていないところですね。それが振戦の機序と関係があるかどうかというのは，当然の疑問です。

河村　rigidity は筋強剛ですね。

柴﨑　括弧して固縮。どうしても私たちは，もう昔から固縮と言い慣らされているものですからね。学生さんの前で強剛と非常に出てきにくい。

柴﨑　次（**動画 3**）にいきますが，これも同じです。ただ，この方の場合は長期にわたってフェノチアジン系の向精神薬を投与され，この不随意運動が出てきた。右手の指をご覧いただきますと，指が動いていて，いわゆる丸薬丸め運動ですね。ところが，上肢を伸展すると，姿勢性の振戦もある。難しい点は，あとで出てくるのですが，近位部に姿勢振戦（postural tremor）があった場合に，あたかも遠位部が一緒に動いているように見えることがある。この方は明らかに近位部の姿勢振戦が中心ですが。

　これは手の動作をすると，手の振戦は止まるというところをお見せしているわけです。指の動きは，パーキンソン病でみられる静止時振戦です。このあとは，むしろ指は動いていません。姿勢をとって，一時したら増強

してくるという振戦です．動いている筋は見えませんが，主に近位部の筋が収縮していると思うのです．遠位部は，ただ受動的，機械的に動いているように見えますが，収縮しているのはこの筋です．

河村 上腕二頭筋ですね．

柴﨑 二頭筋と三頭筋と，あるいはもっとほかの筋も．この方はフェノチアジンを本当はやめたらいいのでしょうが，やめるわけにもいかない病気なので，トリヘキシフェニジルという抗パーキンソン剤を投与して振戦が改善しています．この方の場合は，静止時振戦と次の姿勢振戦の両方があるのですが，この症例の要点は，ほとんどの不随意運動が薬剤によって誘発されるということが非常に大事ではないかと思います．よく病歴を聞かないで，不随意運動だけ見ていると，その診断をつけて治療をしがちですが，実はその原因となる薬剤を内服していたということがしばしばあるわけです．

河村 最初のパーキンソン病の方々と違って，非対称性はあるが，それほど目立たないというのが特徴でしょうね．

柴﨑 そうですね．確かにそれは非常に良い点を指摘されたと思います．薬物性ですから．変性疾患の場合は神経細胞の変性が，この場合，黒質としたら，黒質の緻密層の変性が非常に非対称性に起こるわけです．ですから，薬剤の影響ですと，薬理学的な問題ですから，対称性になるということですね．

河村 ただ，いわゆる drug-induced の振戦は時々見かけますが，静止時というのは，割に珍しいのではないでしょうか．

柴﨑 これは，要するに D_2 受容体というドパミンの受容体をブロックする薬ですね．そうすると，当然パーキンソニズムが起こります．この方も筋強剛（固縮）と無動が一緒に起こるのですが，震えも起こってきます．例えばスルピリドという胃薬は，D_2 をブロックします．ですから，これによって震えが起こった人を私は診たことがあります．

中島 つい先日，70代の女性が，血圧が高いというので内科を受診して，血圧の薬だけではなくスルピリドをなぜか一緒に飲んでいたのですが，飲

み始めて1週間も経たないうちに一見パーキンソン病の bouche de lapin（ウサギの口）のように見える口唇と下顎の tremor at rest が出てきてしまった。この方は長期に服用していたらしいけれど，短期間でも出現しうる。

柴﨑 スルピリドの場合は，どういうわけか口にきやすい。ウサギが口をモグモグする様子に似ているので，それを兎の口症候群（rabbit syndrome）といいます。

今言われたのは良い例ですが，DOPA の副作用を抑えるために胃の薬を投与されるでしょう。本来はそういう目的はちょっと違うのですが，でもよく病歴を聞いてみませんと，そんな薬を内服しておられるかもしれないのです。

中島 スルピリドは，よく出ますからね。

柴﨑 ですから，ジスキネジー（dyskinesia）にしましても，ジストニー（dystonia）でも，どんな現象でも薬で起こらないものはないくらいだと思います。心因性の場合は，別問題です。だから，内科の先生方もこれは注意ですね。不随意運動をみたらすぐ病気，ではない。自分が作っているのだということ。精神科の先生は，そのような機会が多いので当然注意すべきですが。

今のことに関して，パーキンソン病の震えはやはり運動皮質を介している。つまり大脳基底核から直接ではなく，運動皮質を介して脊髄へ達しているという根拠が一応あります。**図1**はドイツの方の研究ですが，パーキンソン病の患者さんの脳活動を脳磁場で記録したところです。先ほど河村先生がおっしゃった，この方は4 Hz くらいでしょうか，4〜5 Hz のパーキンソンの震えがみられます。この脳活動，すなわち皮質活動の律動と筋活動の律動の相関をとってみますと，両者の間に相関がみられるのです。筋放電にも脳磁場にも5 Hz のピークがみられます。つまり皮質の活動と筋活動に相関がみられるということは，大脳基底核から直接投射しているのではなくて，運動皮質を通っている。この患者さんの症状は左の手の振戦でして，これは右の感覚運動皮質の手の領域から記録したもので，運動皮質を通る。これは脳磁場ですから，きちんと場所が同定されてい

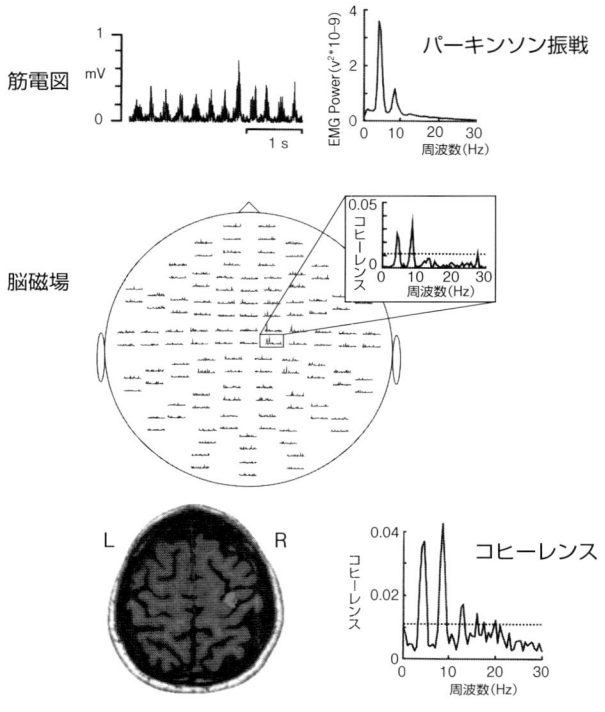

図1 左手に静止時振戦を示すパーキンソン病患者における皮質筋コヒーレンス
(Timmermann et al, 2003 より許可を得て引用)

る。脳波ですと，こうはいかない。ここで問題は手が動いているわけですから，動いた結果として感覚情報が当然ここに入ってきます。感覚皮質と運動皮質はすぐそばですから，1 cm 後ろは感覚皮質です。手が動いたために活動が起こっているのではないか。すなわち入力に対する反応，動きが先で，脳活動があとではないかという疑問がわきますが，これは計算方法がありまして，脳活動が先に起こっていることが一応信じられています。つまり皮質が先に興奮して，運動が続くと。だから，皮質を介してこれが起こってくる。すなわち大脳基底核から視床を通って感覚皮質，それ

から運動皮質へいって，震えが起こる。皮質は中継点ですね。

河村 図1にコヒーレンス（coherence）という言葉が出てきましたが，日本語で言うと何というのですか。

柴﨑 日本語でもコヒーレンスです。要するに，2つの部分の振動が同じサイクルで変動しているということを意味します。

河村 それは振戦の機序としてとても大切ですね。

柴﨑 そうです。

中島 同期とか同調という言葉を使ってはならないのですか。

柴﨑 同期はsynchronizeということになるわけですので，ちょっと違います。周波数が同じように変動しているわけです。この場合，5 Hzで。

中島 つまり皮質の活動が筋の活動をそのまま反映している状態を見ているのではないと。

柴﨑 そうです。

中島 単に周波数が同じであると。

柴﨑 はい。しかし，先ほど言いましたように，時間的には皮質のほうが末梢の筋よりも先行している。リードしている。これをドライブ（drive）といいます。皮質が筋をドライブしている。駆動している。そうしたら，大脳基底核はどうかということになりますね。

　図2はオックスフォード大学の研究ですが，パーキンソン病の患者の筋電図と視床下核から記録した局所電場です。視床下核というのは，ご存じのようにパーキンソン病でそこを深部電気刺激する治療が盛んに行われますが，大脳基底核の中の視床下核というところに針を刺す。もちろんこの人たちは治療の目的で針を刺しているわけです。記録すると，5 Hzのピークが筋放電と視床下核の神経活動両方にみられるのですね。同じくコヒーレンスをとりますと，視床下核と筋放電が同じ周波数で変動しているわけです。

河村 視床下核に発火点があるということですか。

柴﨑 もっと大脳基底核全体かもしれない。たまたま視床下核から記録されたデータです。この場合も視床下核のほうが筋活動に先行しているとい

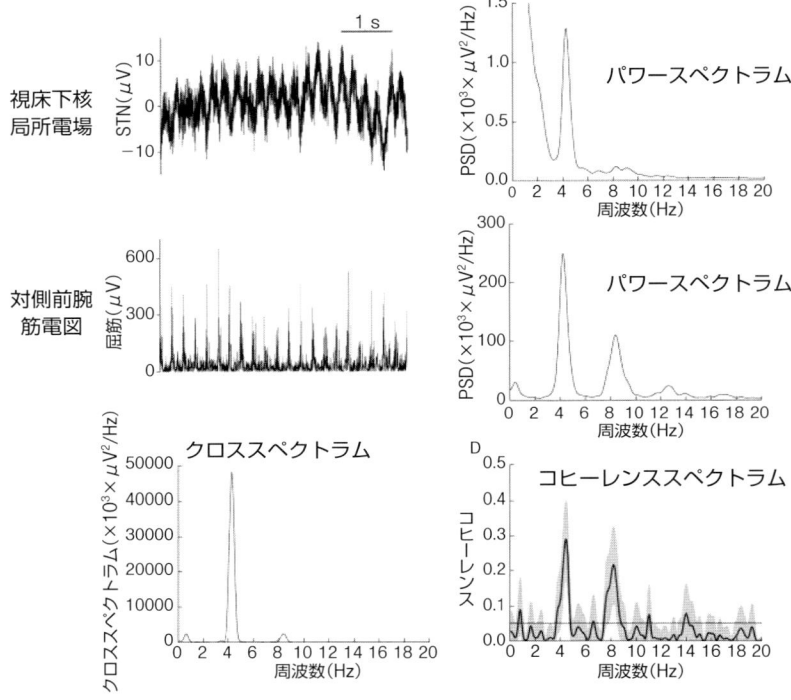

図2　パーキンソン病の振戦の周波数解析
　　　視床下核の電気活動と筋放電のコヒーレンス
　　（Wang et al, 2006 より許可を得て引用）

うことが一応数学的にはいわれています．結果ではなく，これが原因であると．つまり視床下核にも，当然末梢からの入力も入りますが，動いた結果ではないということです．

　そのようなことでパーキンソン病の場合には，やはり黒質線条体系のドパミン作動性の神経系の障害がありますが，その結果としてなんらかの理由で震えが起こる．なぜ 4 Hz か 5 Hz になるかということは，また別ですが．こういう場合は，ちょうど脳波が 10 Hz になるのと同じ意味で，ペースメーカーがあって起こっているのではないかと考えられます．この考え

方は，また将来変わるかもしれません．

中島 この視床下核のメカニズムというのは，パーキンソン病の病態を理解する非常に重要な話です．本来ここは大脳基底核の indirect pathway の中で，淡蒼球内節の抑制性ニューロンに促通性に作用しているわけです．ですから，視床下核の活動亢進は運動緩慢（bradykinesia）のメカニズムとしては理解できます．古典的にパーキンソン病の陰性症状と陽性症状に分ければ，振戦は陽性症状になるわけで，同じ pathway の異常が片方では淡蒼球内節を刺激するようなかたちになって，片方では抑制するようなかたちになっている，と理解してよいでしょうか．

柴﨑 先生が今言われたように，視床から皮質への入力は一方では抑制されている．運動皮質の興奮性が弱まって，動作が小さくなったり，遅くなったり，少なくなったりするわけです．一方ではこういう律動性現象があって，それは別問題です．例えば強剛と無動が強い患者では，視床下核から記録しますと，不規則な神経放電が増加しているのです．そしてそこを電気刺激で抑制しますと，強剛とか無動が改善するわけです．ですから，律動のペースとは現象が違うのです．おっしゃるように，それが非常にわかっていないところなのです．

中島 違うと言っていただけると，わかりやすいのですが．

柴﨑 違うというか，理解に苦しみますね．だから，よく経験しますのは，振戦だけ非常に強いパーキンソン病です．そういう人は予後がいい．無動と強剛は，少なくとも病初期には起こってこないでしょう．

河村 振戦だけで 10 年くらい経過した方，診たことあります．

柴﨑 そうです．逆に今度は，無動と強剛が非常に強い人でも，振戦のない方もありますが，すべて著明な人もあります．どちらも強い場合にどう解釈するかということが難しいです．ここで不規則な放電が増えた場合には無動と強剛，規則的な律動性の発射が増えた場合には振戦というのはわかるのですが，どちらも強くなる人がいる．しかも，それが視床下核の中の同じ神経細胞なのかどうかも，これはもう非常に細胞学的なレベルになりますが，わかりにくい．私たちは，ちょっとそこまでは議論はできない

です。

河村 なぜ 4〜5 Hz かということについてはいかがですか。

柴﨑 ただ脳波などから類推する以外にない。脳波で視床になぜ 10 サイクルが起こるかということでしょう。いま何か刺激が入りますと，そこで神経細胞が駆動されますね。神経細胞が 10 サイクル，つまり 100 ミリ秒の間隔で興奮と抑制を繰り返すような機序があるのです。それが皮質へ伝わって 10 Hz になる。実際には，パーキンソン病の場合でも倍数の 10 Hz も起こるのですね。5 Hz があったら，必ず 10 Hz も起こってくるのです。ハーモニーの結果です。なぜ 5 Hz かというのは，本当のところまだ基礎領域の先生に頑張ってもらわないとわからない。臨床的に類推はできます。脳波と同じたとえでもって…。

中島 パーキンソン病の静止時振戦が，当該筋の緊張というか運動で抑制される場合にも，視床下核を介したメカニズムがあるのですか。

柴﨑 そうですね。まったくの仮説としては，このペースが崩れる。運動するということ，活動が増加するということは，結局律動性が失われることなのです。例えば脳波でも，計算を一生懸命しますと 10 Hz のリズムは失われる。それが特徴です。むしろ少しリラックスしてくると，10 Hz が形成されるのでしょう。同じような意味かもしれません。

河村 いずれにしても，不随意運動に見えるときが負荷といいますか，情動系というのは大事なのですね。

柴﨑 そうですね。あらゆるファクターが関係してきますね。

河村 あらゆるというのは，どういうことですか。

柴﨑 そのときの精神状態，覚醒度です。どのくらい起きているか，眠いか。それと注意がどのくらい向いているか。注意も，他の現象に対する注意か，それとも自分の不随意運動に対する注意かですね。またあとで少しずつ出てきます。

B. 姿勢振戦

柴﨑 これから姿勢性の振戦に入ります．姿勢性というのは，筋が長さを変えないで収縮している状態をいうのだと思います．つまり等尺性収縮（isometric contraction）です．長さを変えないで，収縮している筋に起こるのが姿勢振戦．この方(**動画 4**)，最初は起こらないのですが，ちょっと前腕を回外すると起こります．この患者さんは，どうしたら右手が震えるかわかっておられる．右腕を回外している状態では，この筋がいま長さを変えないで収縮しているのです．本態性振戦の患者は，よく動作時に震えますが，本来私は狭い意味の動作時ではないと思います．例えば，この動画 4 のように，片手を机について字を書くと，近位筋は長さを変えないで収縮している．長さを変えているのは，遠位部，手の筋です．主訴は字を書きにくいことですが，動作時振戦ではないと思います．書字に際してこういう姿勢をとったから姿勢振戦が起こっている．

　これは多少独断的な解釈になります．これはやはり本来動作時振戦と呼んでいいとは思いますが，理論的には正しくないのではないかと思います．

　非常に非対称です．本態性振戦は変性疾患ですから．ここで申し上げたかったのは，筋が長さを変えないで収縮しているときに，その筋に起こるということが大事だということです．先ほどの静止時振戦もそうですが，観察しようとしている筋が収縮していないか，長さを変えないで収縮しているかという違いです．

河村 先生，普通は本態性振戦は 10 Hz くらいでしょうか．
柴﨑 いえ，本態性振戦はやはりパーキンソン病と同じで 5 Hz が多い．10 Hz は生理的振戦（physiologic tremor）です．これは誰でもあるのですね．緊張したら，つまり面接とかに行ったら，こうなる．そういうのを生理的振戦という．生理的振戦の周波数は，不思議と脳波の α 律動に似ていま

すね．一方，本態性は 5 Hz が多いです．ですから，パーキンソン病と同じように極めて左右非対称でありうる．一見，本態性振戦といったら左右同じと思うけど，多くは非対称です．私は「もう 15 年くらい右手だけ震える」という人の経験があるのです．動画 4 の方も，すでに 10 年くらいは経っています．字を書いたら手が震えるという主訴です．だから，一見書痙に似ています．しかし，実際には姿勢振戦．この方は視床の定位脳手術で，視床に電極を入れて刺激することによって非常に良くなりました．やはり本態性振戦の患者です．視床のどこかは，あとでまたお見せします〔図 10，（24 頁）参照〕．

河村 動作時と姿勢時のお話で非常に大切な点だと思います．私たちも平山先生から習いました．essential tremor は姿勢時だよと．

柴﨑 本態性振戦の本体は，姿勢振戦であろうと．

河村 中島先生，本態性振戦は 5 Hz というのは，そう思っていましたか．私はもっと早いと思っていた．

中島 あまり何 Hz か考えたことはなかったけれど，とにかく早いのは，いわゆる生理的振戦だとは思っていました．

柴﨑 平均すればということでして，もう少し早いのもあります．

河村 いろいろあるのですね．先生，いわゆる老人性の振戦といいますか，senile tremor というのがありますか．

柴﨑 やはり本態性振戦であるということでしょうね．

河村 生理的振戦でもないですか．

柴﨑 違います．やはり周波数が低いですし，しばしば家族歴があって，お父さんかお母さんかどちらか，よく考えたら昔あったという人が多い．この方も家族歴があります．優性遺伝を示します．

河村 上肢だけではなくて，頭部とか声を出したときに voice tremor というかたちで…．

柴﨑 高齢者の場合は，とくにやはり頭部が多い．

中島 もう 1 回，最初から見せてください．

河村 ちょっと myoclonic にも見える．

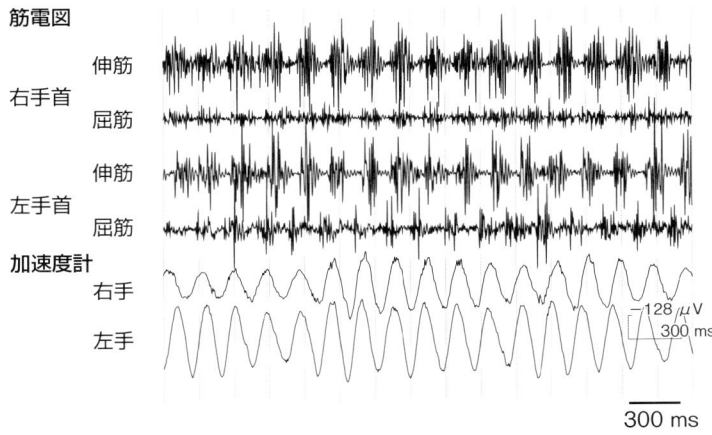

図3 本態性振戦の表面筋電図

中島 ちょっと早い動きが，時々挿入されませんか。

柴﨑 早いというのは，電撃的な動きですね。それはもう当然あるのですね。そこが私のあとで申し上げる分類というのが本当に意味があるかどうかということになるのです。

　これは動画4の患者さんのものではありませんが，例えば本態性振戦を筋放電で見ますと，このように見えるのです(**図3**)。あとでミオクローヌス(myoclonus)が出てきます〔図17(49頁)，18(50頁)参照〕が，全然違うのですね。この時間スケールは1秒の1/3ですから，本態性振戦はかなりゆっくりした筋放電なのです。ところが，ミオクローヌスというのは本当にシャープ。先ほどおっしゃった動きなどは電撃的，瞬劇的に見えるのです。だから，同じ患者さんでも，1回1回筋放電が違いますでしょう。例えば図3の左手首屈筋の筋放電のなかには非常に短いものがあり，これはミオクローヌスにみられる波形というわけです。ポイントは，私は筋収縮を必ず手で皮膚表面から触るようにしています。そうすると，振戦はゆっくり，ミオクローヌスはピクッと感じる。触診(palpation)が非常に大事です。

図3を見ると，左手首の伸筋と屈筋が交互に収縮していますね。だから，手が上下に動く。これが常識的なのですが，この方の右手を見ますと，ほとんど同時に収縮しているのです。絶対的に同時というのは，長い放電では難しい。この場合，左右の手から同時に記録しているわけですが，左手では伸筋と屈筋が交互に収縮しているのですが，右手はほぼ同時に収縮している。すなわち同時に2通りの振戦が起こっているのです。振戦の定義に拮抗筋と作動筋が交互に収縮するという定義をもし加えるなら，それは間違いです。同時に収縮することもある。作動筋と拮抗筋の同時収縮はミオクローヌスでみられる現象。またジストニーでも，これがみられるのです。

中島 ドイツ語の教科書には，拮抗筋と交互に収縮する，という定義が入っていたような気がするのですが。

柴﨑 それは古い（笑）。日本語の教科書でも注意して読まないと，書いてある可能性はあります。

　本態性振戦の特徴は，お酒を飲んだら良くなるのです。普通飲んだら，猪口に注ぎにくくなるでしょう。でも良くなるのが特徴です。先ほどの動画の方も，ビールを飲んだら良くなるけれど，それでは仕事ができない。

中島 床屋さんが本態性振戦で，酒を飲むとうまくいくからというのでアルコール依存症になってしまった。

柴﨑 お酒を飲んだら良くなる病気がいくつかあるのです。あとで申します不随意運動のミオクローヌス（第2章参照）のなかに一部あるのです。米国では，現在酔っ払わないお酒の薬剤が開発されています。

── アルコールの度数が少ないということですか。

柴﨑 量だけではなく，アルコールの作用のなかに振戦を抑える部分と，酔っ払わせる部分があって，その酔っ払わせる部分がない。だから，薬物なのです。かなり有効なのですよ。日本はまだそういうのを認めるかどうか。逆ではないから認めるでしょうね。酔っ払わないわけですから，有効ですよね。あとで申します無酸素性脳症後のミオクローヌス（52頁参照）という激しいミオクローヌス，すなわちLance–Adams症候群ではお酒が

効く人がある．アルコールが，ある特定のチャネルに作用するのだと思われます．

河村 本態性振戦で，必ずしも作動筋と拮抗筋が交互に収縮するとはかぎらない点と，左右非対称でもあるという点が大事だというお話を伺いました．

柴﨑 図3でもう1つ追加しますと，このペースメーカーがこの方の場合，左半球と右半球で違う．だから，現在の本態性振戦の説は，脳の中にいくつかのペースメーカーがあるという考え方です．例えば右手と左足というふうにそれぞれ違ったペースがあるということです．

中島 ということは，脳はもともとペースメーカーをもっているということですね．正常であっても．

柴﨑 これは遺伝性疾患で，遺伝子に関係してくる．実はまだ本態性振戦の病理がわかっていないのです．

河村 通常の方法では何も異常が見つからないということですね．

柴﨑 最近，やっと見つけられてきました．

河村 どんな異常ですか．

柴﨑 あとで小脳系の模式図が出てきます〔図4(18頁)，14(35頁)参照〕．シナプスレベルの特殊な染色をして，やっとわかる程度の異常です．しかし最近，プルキンエ細胞自体にも変化がみられるという報告もある．病理についてはさらに今後確認されるべき問題です．いずれにしても，チャネロパチー（channelopathy）かもしれない．優性遺伝が多いので，将来，そうなる可能性はあります．最近，チャネロパチーのリストがうんと増えてきています（柴﨑，2009b，240頁参照）．中枢も末梢も….

　動画5は同じく本態性振戦でして，左手に震えが見えます．先ほども動画3でフェノチアジン中毒の方のときに触れたのですが，これをよく見ていただきますと，手の指自体は屈伸していないのです．丸薬丸め運動とは全然違います．実はやはり近位筋の姿勢振戦です．この時近位筋は長さを変えていないわけです．その結果指は機械的に当然動くのです．肩の筋が収縮したら，手は動くのです．すなわち，手指自体の振戦ではないわけ

18

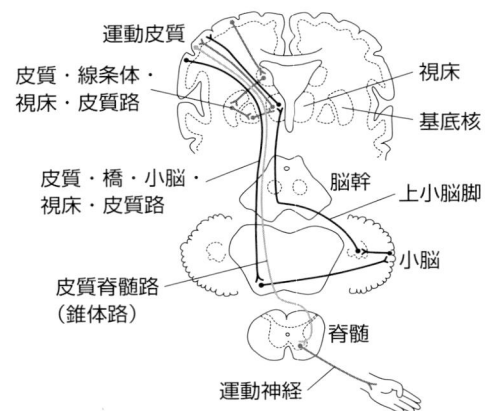

図 4　随意運動に関与する神経ネットワークの模式図
（柴﨑，2009b，118 頁参照）

です。一見，静止時振戦みたいに見えるのですが。この方は視床に電極を挿入しており，深部刺激のスイッチを入れると，振戦はほとんど完全に止まっている。右手は何も治療していませんから，少し不安定です。これが深部脳刺激療法(deep brain stimulation；DBS)です。

　ところが，DBS の結果，運動失調症が現れています。そこを見せたかったのです。震えているときは，失調はなかったのです。この方で申し上げたいことは，近位筋の姿勢振戦の場合には，あたかも手の指先の静止時振戦のように見える。この人，ちょっと見たらパーキンソン病と思うのですが，違うのです。強剛も運動緩慢も何もなく，もうこれだけで 15 年以上です。また，動作時振戦はまったくありません。

　この方は日大脳神経外科の片山容一教授に手術をしていただき，視床に電極を装着しています。スイッチを入れたら，振戦が消える。

　先ほどと違って，震えは止まったが，計測障害(dysmetria)が出てきました。それは当然なのですね。図 4 にも示しておりますが，結局小脳からの投射をブロックするから失調症が出ている。

河村　要するに Vim の深部脳刺激。

柴﨑　そのとおりです．図4で説明しますと，小脳から上小脳脚が交叉して，視床に到達して，今河村先生がおっしゃった核を中心とした部分の神経活動が高まっている．それに電極を入れて，高頻度の電気刺激でそこを抑制したら，その活動が抑えられるために皮質を介した振戦がブロックされる．ところが，ここを少しブロックしすぎたから失調症が起こった．これは小脳からくる投射です．あの程度の失調症だと不便にはなりませんので，震えが止まったほうがいいですから．

　図5，6は日大の片山容一先生からお借りした本態性振戦のデータです．先ほどのパーキンソン病と一緒なのですが，この場合は上腕二頭筋と三頭筋の筋放電が交互に発射しています．これは本態性振戦ですが，3.4 Hz と遅いでしょう．随分ゆっくりしているのです．視床の Vim 核，あるいはその近辺の活動が図の上段のようになっておりまして，そのピークを見ますと，3.4 Hz．上肢の筋も 3.4 Hz で律動がみられるわけです．ここでまたコヒーレンスが出てくる．最近コヒーレンスはよく使われます．そのピーク周波数で視床と手の振動が相関している．すなわち，視床と筋が同じ周波数で振動している．パーキンソン病の場合とは違い，この場合は小脳から視床を通って大脳皮質に達しているということになるようです．

河村　治療のことを伺いますが，本態性振戦は β ブロッカーが効きますが，そうでもないですか．

柴﨑　効くといわれています．私どもは，大量に使ったら効くだろうと思います．ただ，その頃には血圧が下がったり副作用が出てまいりますし，お酒のほうがいい．

河村　そうですか．手術も，本態性振戦に…．

柴﨑　やはり一番有効なのは深部刺激の手術です．薬物は，やはり何でも大量に飲まないと効かないし，副作用がありますでしょう．

河村　クロナゼパムなんかも，効くようにも思いますが．

柴﨑　それは効きます．クロナゼパムは，final common pathway というか，最終共通路を抑制するから，ミオクローヌスにもいい．とくに先ほどの動画3ような jerky な感じの激しい振戦には，いいと思います．

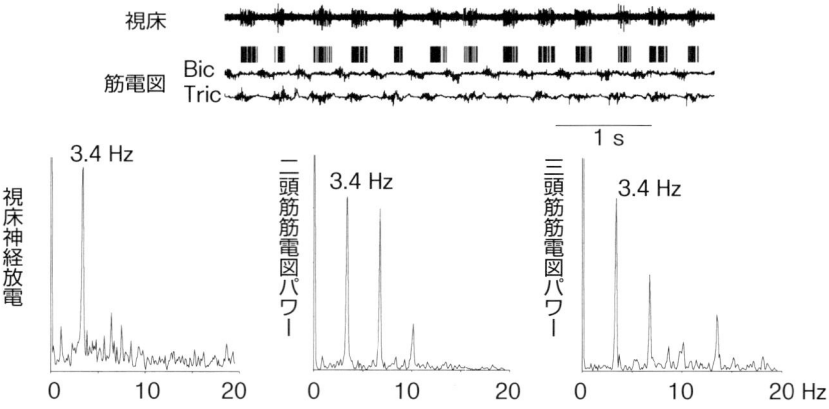

図5 本態性振戦における視床電気活動と筋放電の周波数スペクトル
Bic：上腕二頭筋，Tric：上腕三頭筋
（日本大学脳神経外科片山容一教授および小林一太先生の御好意による）

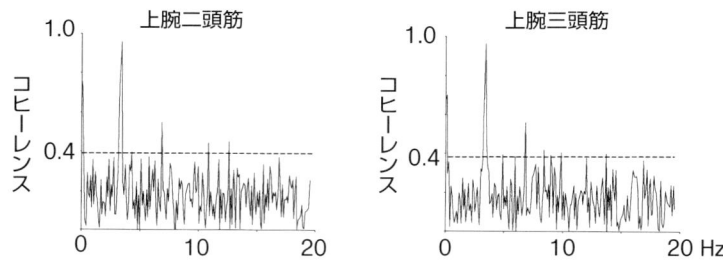

図6 視床神経放電と筋電図の相関（本態性振戦）
（日本大学脳神経外科片山容一教授および小林一太先生の御好意による）

中島 全体に抑制してしまうのですか．

柴﨑 眠くなるくらいですね．

動画6は『臨床神経学』に2007年に報告されたケースです（井上ら，2007）．

高齢の方ですが，50年間本態性振戦があった．家族歴もあるし，病歴からそれに違いないと．ところが，パーキンソン病が起こった．ご存じのように本態性振戦の方にパーキンソン病の頻度が高いかどうかということ

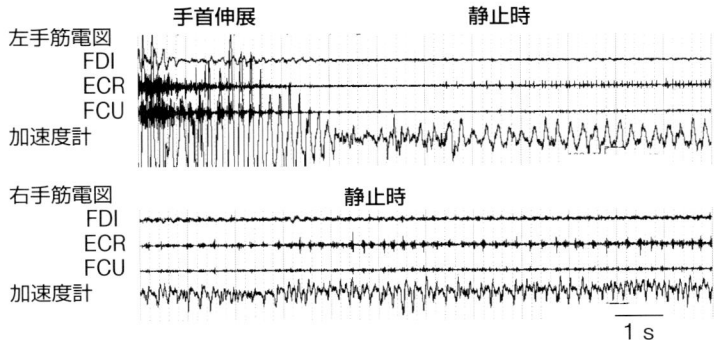

図7 本態性振戦とパーキンソン病が合併したと考えられる症例（動画6）の表面筋電図と加速度計記録
FDI：第1背側骨間筋，ECR：橈側手根伸筋，FCU：尺側手根屈筋
（井上ら，2007より許可を得て引用）

が，パーキンソン病の疫学上1つのテーマだと思います。ひょっとしたら合併しやすいのではないか。ところが，どちらもポピュラーな病気です。この方で見ていただきたいのは，左手には振幅は小さいのですが，わずかに静止時振戦がみられます。そして，姿勢振戦は著明なのです。これはずっと前からあったものです。

河村 これは本態性振戦ですか。

柴﨑 それは50年間あったものですね。もう1つは，最近強剛と無動が振戦と同時に起こってきた。この方，今見ただけでは，こちらもパーキンソン病でもみられる姿勢振戦ではないかと思われますが，**図7**は加速度計記録でして，静止時には小さい振戦があり，手首を伸展して姿勢をとったときは，振幅の大きな振戦がみられます。伸展したときと静止時の周波数が違うのですね。パーキンソン病と思われる静止時は4.3 Hzですが，姿勢振戦のほうは5.2 Hz（**図8**）。

また例のコヒーレンス。脳波を記録しまして，今の筋電図とのコヒーレンス，相関を見ますと，パーキンソン病の静止時振戦も本態性振戦の姿勢

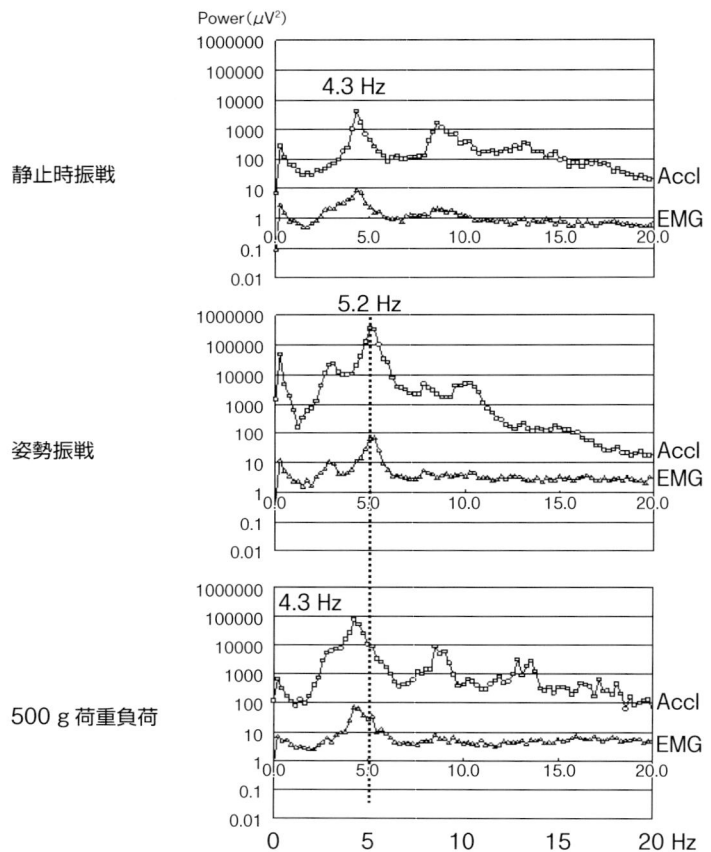

図8 図7と同一症例における振戦のパワースペクトル
Accl：加速度計，EMG：表面筋電図
（井上ら，2007より許可を得て引用）

振戦も，それぞれの周波数で，やはり脳波と関連しているのです（**図9**）。つまり本態性振戦のほうも皮質を介しているらしいのですね。

　ここからが先ほどの視床の話になります。トロント大学からの報告ですが，**図10**は人の視床のデータです。視床腹側核にはいろいろな小さい領域がありまして，中間腹側（Vim）核というところは，主に小脳からの入力

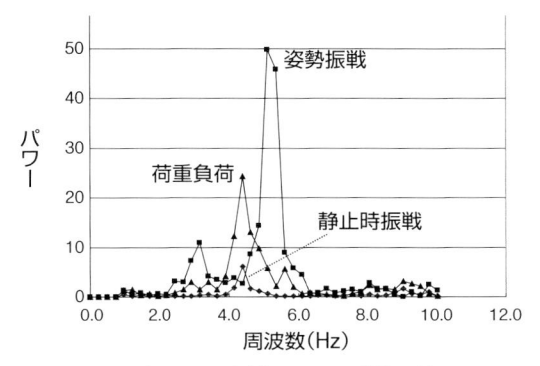

図9 図7，8と同一症例における脳波と筋電図のクロススペクトル
(井上ら，2007より許可を得て引用)

があるところです。動画5の本態性振戦の患者さんは，ここに電極を入れてブロックしてあります。こういう方は，小脳からの入力が増強して，Vim 核の活動が高まっているためにここをブロックして，振戦が止まったということになります。パーキンソン病の場合は，ここの Vop という核。全体は外側腹側(ventrolateral; VL)核の一部です。後吻側腹側(Vop)核というところは，大脳基底核からの入力が強いところです。パーキンソン病の場合には，最近はもう深部刺激は視床下核か淡蒼球内節に限られて，この部分はめったにしませんけど，振戦だけの場合は，やはりここが有効ですね。ですから，もう1つ大事なことは，Vim 核からの小脳系は運動皮質のなかでも一次運動野に入力が多いといわれていますが，Vop 核からは主に二次運動野ですね。補足運動野とか。運動前野には両者とも投射するのですが，そういう違いがあるのです。図10の研究者たちがパーキンソン病の患者で記録しますと，Vop 核の神経活動はむしろ減弱しているのですね。それはなぜかといいますと，淡蒼球内節から Vop へくるのは GABA 作動性で，抑制性です。パーキンソン病では淡蒼球内節の活動が強まっていますから，抑制が強まる結果 Vop の活動は弱くなっている。そうすると，当然補足運動野へいく活動も弱くなっている。Vop からはグ

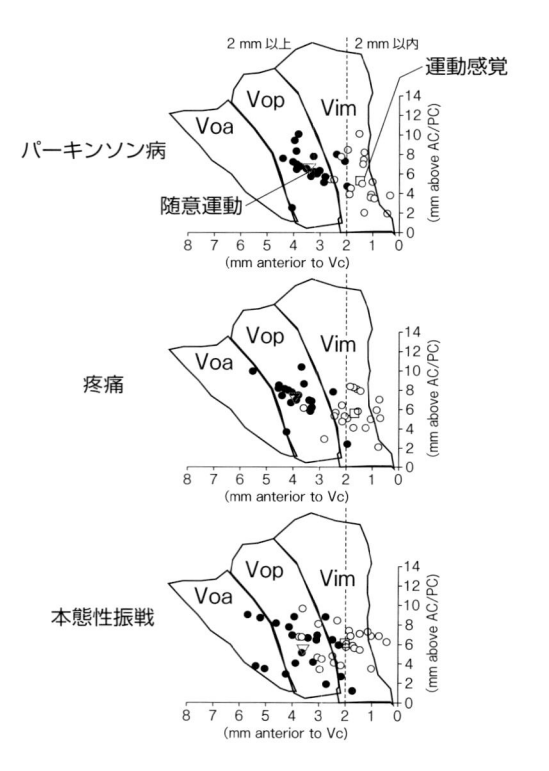

図 10 パーキンソン病,本態性振戦,および対照として
疼痛の症例から記録した視床腹側核の神経活動
Voa：前吻側腹側核,Vop：後吻側腹側核,Vim：中間腹側核
(Molnar et al, 2005 より許可を得て引用)

ルタミン酸作動性の興奮性経路が補足運動野へいっておりますから,それが弱るために無動などが起こると考えられているわけです。動作が小さくなり,少なくなり,遅くなる。ところが,なぜ視床のこの部位をブロックして振戦が消えるかというのが,中島先生の疑問なのですね。わかっていないのです。本態性振戦では,Vim 核の活動がむしろ強まっている。強まっているから,それをブロックしたら振戦が消えるというのは,うなずけるような気がするわけです。

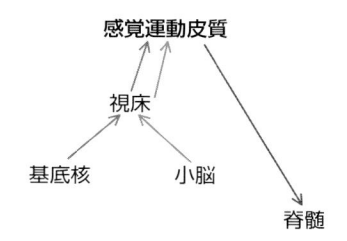

図 11　本態性振戦とパーキンソン振戦の発症機序を示す仮説図
（柴﨑，2009a より引用）

　今日は病理写真は持ってきていないのですが，ニューヨークのコロンビア大学が多数の剖検例を集めました。この本態性振戦自体は予後がいいですから，めったにお亡くなりになりませんが。青斑核というのがありますが，そこから小脳へいく経路があって，要するにシナプスレベルの小脳の異常があって，プルキンエ細胞の機能が障害されますと，それから歯状核に対する抑制効果が低下する。その結果歯状核から視床へのインパルスが強くなる。そうすると，先ほどの小脳から視床の経路が増強しているということになるわけです。そこをブロックしたら，振戦が止まるという考え方になります。だから，振戦のなかで一番多い本態性振戦とパーキンソン病の振戦は，いずれも一方は小脳，一方は大脳基底核から視床を介して，感覚運動皮質を介して脊髄へきているのではないか。感覚運動皮質は中継点に過ぎないのではないかと考えられている（柴﨑，2009a 参照）（**図 11**）。ただ，興奮したり，緊張すると，先ほど中島先生が言われた運動皮質のニューロンプールの活動，興奮性が増強するために震えが強くなる。
　先ほどの問題は，パーキンソン病の振戦の場合には，なぜその部分を運動させたら止まるかということが疑問点でした。

河村　パーキンソン病と本態性振戦が合併することがあるということは，とても勉強になりましたが，『臨床神経学』の症例報告になるくらいですから，やはり基本的には珍しいと考えていいですか。それとも見逃している？

柴﨑　たぶん後者だと思います。発表した理由は，一応コヒーレンスを計算したので。

河村　仕組みのことで発表したわけですね。

柴﨑　そういう点で発表しています。

河村　以前経験したのが，ちょっと変わった家系なのですが，6人兄弟の方で，3人がパーキンソン病の診断で，3人が本態性振戦の診断で，それぞれ1人ずつ拝見したのです。確かに1人はパーキンソン病だと思いますが，もう1人は本態性振戦です。そういうこともあるので，両者の関係をちょっと知りたかったのです。今の説明でかなりわかりました。合併というか，本態性振戦の家系のほうがパーキンソン病が多いとか，そういう報告はあるのですか。

柴﨑　それはあると思います。そういうケースが遺伝子学的に本当に大事ですね。普通パーキンソン病は孤発性ですよね。例外はありますが。そして本態性振戦は，多くが家族性なのです。しかも，どちらもポピュラーですから，なかなか疫学的に両者の関係というのは，否定的なほうが多いようには思うのです。そういうふうに同じ家系で発症した場合には，非常に興味がありますね。一方は大脳基底核で，一方は小脳だったら大変ですよね。どうなっているのか。

中島　先生，本態性振戦の場合にはVim核にDBSの針を刺せば，同じ周波数の放電が拾えるわけですが，パーキンソン病でVop核に刺したとき，その周波数の放電は拾えるのですか。

柴﨑　そこは先ほど言いましたように，不規則な神経放電はむしろ減弱している。

中島　それは全体の活動は減弱している。

柴﨑　はい。神経発射の数は。

中島　だけれども，そこにはある頻度の放電も存在しないのですか。

柴﨑　今言いましたここの活動が増強しているとか減弱しているというのは律動ではないのです。全般的な神経の活動なのですね。

中島　その全般的な神経の活動のなかで，Vim核で拾えるような，弱い

ながらもある周波数の振動というのは，パーキンソン病の場合の Vop 核には存在しないのですか。

柴﨑 それは存在するのです。

中島 本来パーキンソン病は動きが乏しくなるほうであって，Vop 核に対しては抑制がかかっているが，抑制がかかっているなかにも振動は存在するのですね。

柴﨑 ですから，律動をもっている，ある一定の周波数で振動している神経群と，そうでないものとは違うのだと思うのです。興味深いことに，最近の知見では，パーキンソン振戦でも本態性振戦でも，Vim 核と Vop 核の区別なく，ともに皮質律動と相関すると考えられています（Katayama et al, 2005 ; Kane et al, 2009）。

中島 運動時にパーキンソン病の振戦が抑制されるのは，運動に関連したインプットによって律動性が失われてしまうと理解すればいいのですか。

柴﨑 律動しないのではないかと。なかなかすんなりとはいかないですね。ですから，ちょっとじれったい部分があるのですね。剖検例では，本態性振戦の場合は青斑核にもレヴィ小体が出るというのですね。そうすると，青斑核から小脳のプルキンエ細胞にアドレナリン作動性の興奮性インプットが入力している。それが途絶えると，プルキンエ細胞の働きが抑制される。その結果，歯状核に対する抑制が低下するから，歯状核の働きが増強する。そして Vim 核が興奮する。都合よく解釈すれば，風が吹けば何とか，という感じに，だんだんなってくるわけです。今度はレヴィ小体が出現する点でパーキンソン病と関連があるかということが問題になります。その症例では，黒質にはレヴィ小体は全然ないのです。青斑核だけだというのです。

中島 パーキンソン病で出やすい場所です。

柴﨑 ええ。この場合も，本態性振戦はやはり広い意味のチャネロパチーになりかねないと思うのです。優性遺伝です。プルキンエ細胞だって，顕微鏡で普通見てもわからない特殊な染色法で樹状突起の異常がみられるというのです。

河村　その青斑核のレヴィ小体の存在は，割に最近の知見なのですか．
柴﨑　2005 年から，コロンビア大学から出ています（Louis et al, 2005 ; 2006）．

　動画7は非常に見にくい，何十年も前のビデオです．ただ，あまりにも典型的なものですから持ってきました．これは私がまだ九大で研修医の頃です．当時は古いビデオで写し，それを何回もデジタルにダビングしたものです．また，最近は診断が発達して，治療が始まるでしょう．こんなに進むまで放っておかない．ここで問題にしたいのは，これはいわゆるwing-beating tremor とか，アステリクシス（asterixis）とか flapping とかいいますが，それこそ用語の問題にしようと思いまして．姿勢振戦の代表なのですね．大事なことは，粗大な姿勢振戦を見たら，まずとにかく治療できる病気の Wilson 病を考えることが第一点と．あとは，上肢を屈曲して胸の前にもってくる姿勢をとらないかぎり見逃すということが第二点です．

　動画8のケースも同様です．

　下肢では仰臥位で膝を少し開いて立てる姿勢をとらないと，起こらない．普通の仰臥位では見逃してしまう．だから，これにはポイントが2つありまして，1つは特殊な姿勢をとらなければ起こらないということと，もう1つはこれだけ粗大な振戦を見たら Wilson 病をまず考える．

――　Wilson 病以外に，そういう病気というのはほかにどういうものがありますか．

柴﨑　それはやはり本態性振戦ですね．動画5の人も，そういう傾向があった．ひどい場合はこうなります．本態性振戦は何十年もあまり進行はしないのですね．この Wilson 病は進行して，他のジストニーとかいろいろな大脳基底核の障害が出てくるのと，遺伝的に違うのです．本態性振戦は常染色体性優性遺伝．Wilson 病は常染色体性劣性遺伝．こちらはいとこ結婚がある．ない場合もあります．本態性振戦は優性だから，両親か先祖にあるということが違う．ですから，動画7,8で見たような姿勢をとらないと起こらないということと，Wilson 病を考えるということなのです

が，治療できるので，内科の先生にとっても大事なことと思います。Wilson は今から 100 年前の 1912 年に Brain に記載したのですね（Wilson, 1912）。非常に克明な何十ページという論文です。ただ，中に wing-beating という言葉も使っていなければ，flapping という言葉も出てこないのです。ただ，姿勢性の振戦としか出てこない。それを後世の人がいろいろ羽ばたき振戦だとか，flapping とか名前をつけて呼んで，ここに用語の混乱があると思います。

　例えば動画 9 の不随意運動を羽ばたき振戦と言う人もいる。どちらも flapping と記載されている。その後の論文では，flapping といった場合に動画 9 をさす人もおられる。これは後世になって，このあとに出てくるのですが，アステリクシスという名前がつけられました。それはボストンの Adams と Foley がつけたのです。sterixis というのはギリシア語らしくて，fixed position というか固定姿勢のことのようです。否定を表す a が頭につくから，それを保てない，つまり固定姿勢保持障害，落下するという意味になります。ところがそのあとで，これはミオクローヌスのところで出てくるのですが，陰性ミオクローヌスという言葉に，筋電図を記録することによって，これが陰性現象であることがわかった。今の Wilson 病の振戦は，私は個人的には，これを wing-beating と表現するほうがよく感じが出ていると思います。動画 9 が羽ばたきでは，ちょっと小さい鳥の羽ばたきになってしまう。大きな鳥の羽ばたきだったら，wing-beating のほうがよいのではないか。

河村　それは陰性ミオクローヌスではなく，陽性ミオクローヌスですか。

柴﨑　それが結局このあとに出てくるのです。陽性と陰性の違い。今のところは flapping という言葉は，文献ではどちらにも使われますので，私の個人的な意見としてはいわゆる大きな粗大な振戦は wing-beating でいいけれど，手の先に起こるのはアステリクシスと呼んだほうがいい。これは wing-beating と呼ばないほうがいいような気がするのです。

中島　手の先は flapping tremor と表現されていることが多いですね。

柴﨑　論文にはこれを flapping と呼んでいる人もある。flapping というの

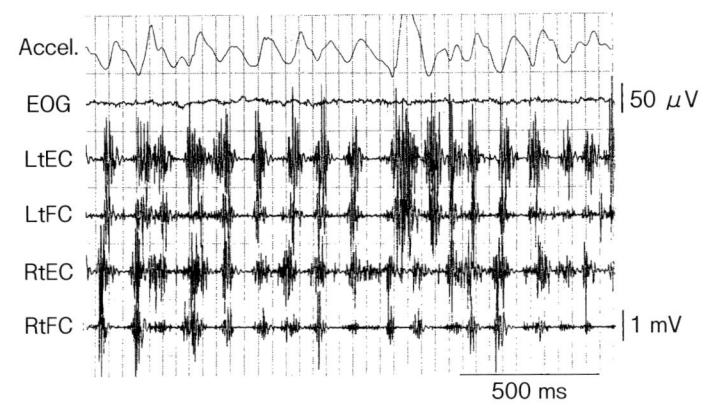

図12 肝性脳症(動画9)にみられたアステリクシスの表面筋電図記録
Accel：加速度計，EOG：眼振図(筋名は図17を参照)

は，鳥がバタバタ羽ばたくという意味。

中島 最近では，この手の先の動きを flapping という。

柴﨑 liver flap とかいいますが，肝がつけば，flap という言葉を使うのはいいかもしれません。混乱が起こっているから，これ(手の先)を wing-beating というのは，ちょっと…。『神経学用語集』では，その点についても説明がついていると思いますが，あそこは河村先生に工夫していただいたほうがいい。

　本当の意味のアステリクシスというのは，これも古いビデオで申し訳ありませんが，よく現象がわかりますので(**動画9**)。

　これがアステリクシスです。先ほどの wing-beating tremor はポジティブの現象ですが，これは陰性現象なのです。筋収縮が途絶えたときに落ちている。

河村 これは先生，病気は…。

柴﨑 これは典型的な肝性脳症です。血中アンモニアが高くて。顔の色が黒いのは，写し方が悪いだけですが。この方から記録した筋電図が**図12**です。

　図12では表面筋電図が規則正しく中断しているでしょう。一見筋収縮

に際して不随意運動が起こっているかのように思われますが，これを加速度計で見ますと，筋収縮が中断したところで手が落下していることがわかります。だから，これは長さを変えないで収縮している筋が，放電が中断したために手が落下している。そしてある程度律動性です。それを結局アステリクシスというのは，前述のように，ボストンのAdamsとFoleyが1953年に発表した肝性脳症の論文でつけた（Young & Shahani, 1986参照）。私はアステリクシスは動画9のような動きだけに使って，wing-beatingと呼ばないほうがいいと思います。flappingというと，どちらかというと一般用語になってきます。ここまでが姿勢振戦なのです。静止時振戦と姿勢振戦。こういう分け方は正しいと思うのです。ところが，これが振戦であるか，ミオクローヌスであるか，ジストニーであるかは別問題になってきます。オーバーラップがあり得るわけです。

河村 先生，本態性振戦のところで伺いたかったことを忘れていたのですが。static tremorがあります。起立のときに揺れる。

柴﨑 それは定義からすれば，筋が長さを変えないで収縮していますね。すなわち姿勢振戦で，そのなかには陰性現象も入っているかもしれません。立っているときにバタンと倒れる。drop attackを呈する。

河村 それもやはり本態性振戦のなかに…。

柴﨑 たぶんstaticと同じ意味と，私は解釈しています。私自身はあまりstaticという言葉を使ったことはないです。

河村 Heilmanが最初に報告しました。失行研究で有名な神経学者・神経心理学者ですから，私としては大変なじみがある方だったので，static tremorの報告を知っているのです。私たちもHeilmanが報告した頃に1例診ました。

柴﨑 先生の言われるstaticは，上肢にも適用する言葉ですか。

河村 いいえ。立位です。

中島 orthostatic（起立性）ともいうのではないですか。

河村 そういってもいい。立っているときにみられる。orthostatic tremor，定立位でみられます。

柴﨑　少なくとも筋が長さを変えて動いて，すなわち歩いているときではなくて，立っているときという意味でしょうね．

河村　そうです．それほど多くはない．

柴﨑　私は個人的には，それをあまり使ったことはよく知りません．もし立ったとき起これば，postural truncal positive とか，negative とか表現します．姿勢振戦が trunk に起こるということで．

中島　ドイツの Diener と Dichigans のグループが，アルコール性の小脳萎縮症でそれを調べています．立っている状態で周波数は 3 Hz．ひらめ筋と前脛骨筋の筋電図を調べると，その特徴は，前後に 3 Hz くらいで揺れている振戦で，やはり小脳遠心系のメカニズムが関係しているらしいということです．たぶんそれを orthostatic と．

柴﨑　振戦ですか．

中島　ある周波数で揺れているということで，振戦という表現を使っているのだと思うのです．

河村　3 Hz というと，小脳．

柴﨑　やはりそのあたりが，振戦かミオクローヌスか，ネガティブかどうか，その用語が問題になってきます．

中島　現象だけ見て，使ってしまうから．

柴﨑　結局非常にオーバーラップしているので．

中島　先生，Wilson 病の wing-beating tremor を見せていただいたけれど，いわゆる企図振戦(intention tremor)も出ますよね．

柴﨑　はい．

中島　この wing-beating は，intention ではなく姿勢振戦ですか．

柴﨑　Wilson 病のときも，コップに水を入れて持ったら，当然手がガタガタ震えますね．その時，近位筋の姿勢振戦を見ている可能性があるわけですね．

中島　その現象も姿勢振戦と．

柴﨑　（湯のみを持って）こうしたときに震えますからね．お茶がこぼれる．

中島 私はどちらかというと，Wilson病のときには，どちらかといえば企図振戦のような激しい振戦が特徴と思っていました．結局経路は同じ小脳遠心系には違いないのでしょうけれど．

柴﨑 intentionでも，ターゲットに到着してしばらくして起こるのは姿勢振戦であって，本当に動作しているときに起こるのが今からお見せする小脳性のものだと思います．筋が長さを変えながら収縮しているときに．

中島 wing-beatingそのものは姿勢振戦であって，激しいだけということですね．

柴﨑 今日申し上げたのは，どの筋が今どう動いているかという，そこで分類が決まるのであって，やっている動作自体は何であっても，見ているのが何かということが大事になってきますね．それを広い意味の企図振戦とか，動作時振戦といいますが，ひょっとしたらそれは姿勢性かもしれない．

ところで，先ほどβブロッカーの話が出ましたが，私が佐賀医科大学にいました頃，同じβブロッカーでもアロチノロールがよく効く．アロチノロールは血液脳関門を通らないので，末梢で作用しているに違いないといわれています．ですから，先ほど小脳がどうのこうのという話が出ましたが，末梢のレベルで効いている可能性があるのです．レセプターが筋にあって，それにアロチノロールのβブロッカーが作用するのではないかと．

中島 βブロッカーで本態性振戦はなかなか良くならないが，気管支喘息の患者でβ-stimulantを使うと振戦が出ることがあります．その振戦は姿勢性と違って，生理的振戦の増強みたいなかたちで出ますよね．

柴﨑 そうですね．βブロッカーは気管支喘息には本当に禁忌になります．こういう震えというのは，生理学的には中枢性，末梢性，反射性，機械性と分けられるのです．必ず末梢からの反射も関係しているのですね．1回動いたら反射が起こる．だから，今日は脳のペースメーカーばかり話していますが，脊髄を研究している方にとっては反射が大事なのです．

中島 あまりこれは正確な記憶ではないですが，以前間野忠明先生から，

microneurogram で交感神経の遠心性活動を拾っていると，振戦と相関のある活動があるのだということを聞いたように思います．

柴﨑 うんと激怒したりして興奮しますと，瞳孔が開き，鳥肌立ち，震えますでしょう．全部交感神経の緊張状態ですよね．それからなんらかのかたちで交感神経系は関与しているわけですね．こう考えてみると，わかっていないことが多い．

C. 動作時振戦

柴﨑 次に動作時のほうにいきましょう．**動画 10** は筋が長さを変えながら収縮している，つまり等張性収縮(isotonic contraction)です．この方の場合，右の上肢だけです．姿勢時にも少しあります．肘と手首が少し過伸展しています．そして姿勢性の振戦がまずみられまして，動作をすると，動作の途中ずっと震えています．これが典型的ないわゆる小脳性というか，動作時振戦(action tremor あるいは kinetic tremor)といわれる状態です．この方は若い方ですが，ある日，軽い意識障害と右手のしびれ感を訴えまして，回復して3カ月くらいしてから今の不随意運動が出てきました．

中島 多発性硬化症(multiple sclerosis；MS)ですか．

柴﨑 この現象は，若い方では MS が一番多いのですが，この方は違うのです．ある日，突然起こっている．しかも，ある日突然意識障害．意識障害は MS ではほとんど起こりません．意識障害と右手のしびれで，血管障害なのです．そして3カ月くらいしてから，この震えが起こってくるのがポイントでした．

この病変ははっきりしていまして，**図 13** は左の後大脳動脈領域の梗塞です．後頭極は省かれていると思われます．病変が視床にかかっているのですね．

河村 そちらのほうが問題ですね．

柴﨑 なぜ3カ月くらいしてから起こるかということですね．神経症候の

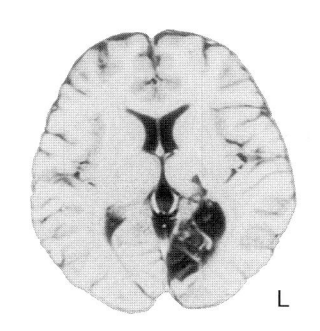

図 13 動画 10 の症例の頭部 MRI
左後大脳動脈領域の梗塞により，視床の腹側外側部も侵されている。

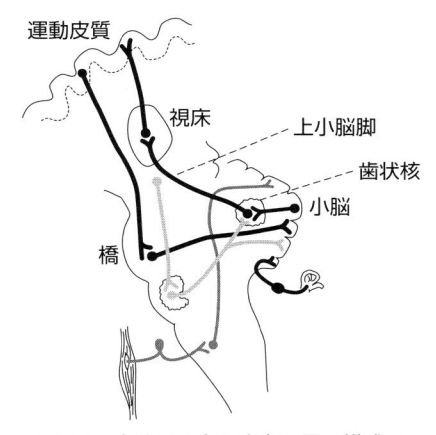

図 14 小脳の入力と出力を示す模式図

なかにはこのように遅れて出てくることがありますね。視床痛がその1つでしょう。しかし，この方では場所が少し違う。感覚障害も実際あったのですが，視床痛は起こっていない。

　図 14 は先ほど本態性振戦とパーキンソン振戦のところでお見せした図4(18頁)とは違って，側面から見た図です。だから，上小脳脚，この場合は側面から見ていますから交叉はわかりませんが，それが視床へ投射して

いますね。たぶん，視床中継核の手前に傷害が起こって，3カ月目に起こるということは，可塑性(plastic)変化です。可塑性の変化が生じたために，患者さんにとっては不利な方向に起こっている。可塑性変化というのは，普通は組織修復に向かうはずですが，不利なほうに向かうのが視床痛であり，この震えのような陽性現象だと思います。細胞学的なレベルでは何ともわかりませんが，例えばシナプス前で傷害が起こったために，残った軸索から側芽が出て，新しいシナプスを形成するといういわゆる側芽現象とか，そういうことが組織学的には仮説になると思います。結局，MSでここはよく傷害されるところですが，そうするとあの典型的な企図振戦が起こります。以前はCharcotの三主徴がよくいわれた。scanning speech(断綴性発語)とintention tremor(企図振戦)，それからnystagmus(眼振)。全部小脳の症状です。頭文字をとってSIN(罪)といわれた。今の振戦は，若い方にこれがみられたら，西洋では普通圧倒的にMSが多い。

河村 先生，企図振戦という言葉はいいのですね。

柴﨑 非常にいいポイントですが，動作時振戦と企図振戦はほぼ同じものではないかと思うのです。企図といわれるなかには，しばしば姿勢性のものがある。

河村 こういう標的のそばで強く震えるのは，たぶん姿勢性のものですよね。

柴﨑 そう思います。静止してからは。

河村 それを企図とはいわないのですか。

柴﨑 終点ですものね。

河村 途中の動作時振戦の部分を企図振戦というのですか。

柴﨑 やはり純粋に企図といったら，何も動かさないで，意図しただけで動いていないといけないでしょう。それはないと思うのです。やはり何らかの姿勢が始まってから企図というのだと思います。そういう意味で，同じものでこういう患者さんはほとんど姿勢振戦と動作時振戦が一緒にありますから，どちらかだけということはないように思います。ただし，本態性振戦の場合は時々姿勢性だけのことがあります。

中島 企図振戦では，目標にいかにも近づいたときに対して企図という言葉を使っているけれども．

柴﨑 企図ではないですよね．

中島 柴﨑先生が言われるのは，生理学的に，等尺性収縮で現れるか，等張性収縮で現れるかということを大事にしている．

柴﨑 そういうことです．等尺性の場合には運動の企図のときもあるし，終末のこともあるので．

中島 企図という言葉を使う必要は，その場合ないのではないか．

柴﨑 ただ，何となく企図振戦というのは語調がいいでしょう．あまりにも有名です．しかし正確には動作時振戦と姿勢振戦の合併したもの，あるいはどちらかというふうに解釈したほうが，本態に近いのではないか．

河村 それも大切ですね．

中島 その話，何回か平山惠造先生にお聞きしました．先ほどの写真は企図振戦といわない．途中で非常に激しくなってきて，さらに反抗運動，つまり意図した方向と逆に跳ねるような運動まで入ってくる．それほど激しいものであって，その一部を Garcin 先生は hyperkinésie volitionnelle と言ったということです．平山先生は Lance-Adams 症候群のときにつけられた action myoclonus という言葉，あまり好きではなかったかもしれないけれど，その動作時振戦と企図振戦とは厳密に違うものだと私たちは教わったのです．ただ，ちょっとそこのところはどうなのでしょう．

柴﨑 『神経学用語集』でも分けてありますかね．私たち，用語委員会でディスカッションしたのを覚えていますが，結局「…ともいわれる」という書き方をしたように思います．hyperkinésie volitionnelle といってしまうと全部入りますね．もうミオクローヌスから何から全部入ってくるでしょう．細かく固有名詞として定義すれば別ですが．私自身がフランス学派ではないので，hyperkinésie volitionnelle は，あまり使っていないのです．ちなみに，上記用語集ではこの用語は意図動作時運動過多「症」と訳してあります．まさにそのとおりだと思います．

河村 この頃はほとんど使われなくなりましたから．

柴﨑 平山惠造先生は私は非常に尊敬し，同意する意見が多かったですが，これについてはちょっと…（笑）。

河村 間野先生も，フランスでその研究をしていらしたのですね。フランスで学位論文を取られたのです。その時は hyperkinésie volitionnelle の研究をされていました。Rondot 先生と一緒に。

―― 日本語の問題もある。

中島 『神経学用語集』では action tremor が動作時振戦，intention tremor が企図時振戦，というそのままの訳が書いてあるだけで，注釈はないです。

柴﨑 両者の関係について記載はないですか。

中島 ないです。

柴﨑 企図という意味を，そのとおりに理解するといけないのです。intention というのは，準備という意味です。セットアップする段階という意味ですね。セットする。セット振戦とかいったら，ちょうど…。

中島 いわゆる本態性振戦でも，何かここに置こうとするような，それこそ意志が入ると震えることがあります。おそらくそれは筋が緊張して，いわゆる等尺性収縮が起こっているのでしょうけど。

柴﨑 こういう不随意運動は，全部今から少なくとも 100 年以上前に記載されたものです。当時は生理学的な考え方もまだなかったし，筋電図はもちろんない。だから，その方たちが分類された現象はやはり大事で，それをあとで生理学的にわかったから変更するかどうかということが，今後の検討事項です。

柴﨑 動画 11 が振戦の最後になります。先ほどパーキンソン病に関連してフェノチアジンを飲んでいる人のところで言いましたが，いかなる現象も心因性で起こるということです。ただ，この方は先生方がどう思われるか。心因性でいいでしょうか。

　この方は学生です。登校していないのですね。撮影中に，家で何を読んでいるか，教科書は読まないか，と emotional に働きかけをしているところです。

―――　振戦の患者の男女比というのは…。
柴﨑　それは種類によって，たいへん違ってきます。

　これは entrainment があるかどうかを見ているのですが，ある随意的な動作をさせたときに，震えの周波数がそれに引き込まれる現象，引き込み現象というのですかね。つまり 5 Hz で震えがあるとします。心因性の場合には，ある動作を 3 Hz でやってごらんというと，震えの周波数がそれに同調してくる現象なのです。ただ，心因性と決定するのはなかなか難しいです。この方の主訴はこの震えで，足にみられますね。もう 1 つは，distraction というか，他のことに注意を向けたときに消えるかどうか。この人は消えないのです。「教科書を読まない」といって笑っても，あまり変わらないのですね。しかし，やはり足の動きなどは，いわゆる振戦では不自然なのです。

中島　いろいろな方向の運動がありますね。
柴﨑　そうです。1 つは，時間的な変動性が強いということと部位の関係で，ある時は足は左右に内転，外転しています。次は上下に動いています。次は 1 秒間に 2 回。これは筋電図を記録しないと，本当に同調しているかどうかわからないですが。

河村　同調して見えますね。
柴﨑　ですから，心因性といわれる要素は，1 つは先ほどの変動性ですね。それから注意をそらすこと，distraction。すなわち，他のことに注意を向けたときにそれが影響を受けるかどうか。それから先ほど言った en-trainment。ある周波数を投入したときに，それに置き換えられるかどうかなのですが。一番大事なのは私は心因性背景の有無だと思います。この方は受験を控えておられて，本人の希望と両親の希望が違ったりするわけです。非常に葛藤が強い。それで学校に行かないということです。明らかにファクターとして心因性の背景がある。とくに若い女性に心因性の場合が多いのです。なかなか理屈をこね回しても，これが絶対振戦であるという根拠は非常に難しい。

　今日のポイントのもう 1 つは，先ほどどんな不随意運動でも薬物が誘因

となることがあると言いましたが，どんな不随意運動でも心因性（psychogenic）のことがあるということです。

中島　不随意運動は，心因性とかヒステリーの患者さんの症状としては多い症状の1つですね。やはり奇妙です。どちらかというと，これから柴﨑先生がたくさん見せてくれるけれど，われわれは頭のなかで，舞踏運動（chorea）はこういう運動だし，アテトーゼ（athetosis）というのはこう，あるいはバリズム（ballism）はこうだと思っている。すると，どう見てもおかしいと思ったときにヒステリーかなという印象をもつのですが。私がヒステリーと誤診したビデオ（**動画12**）を持ってきたので，ぜひ見てください。

柴﨑　先ほど中島先生が言われた奇妙なということは非常に大事なことです。英語では incongruous というのですが，congruous ではない，要するに普通の常識から外れていて（incongruous），変動性はその fluctuation ですね。そして注意を向けたときは distraction。atraction の反対で distraction。いろいろあるのですが，しばしば重畳していますね。もちろん器質性のものであっても心因性要素が重畳することもあります。

中島　動画12の方の主訴は，右腕が上がってしまうことです。

柴﨑　周期性ですか。

中島　周期もはっきりしないのですね。立ち上がろうとしているときに，これも distraction の1つかもしれないですが，こういう何かしているときは出なくて，何もしていないときに上がってしまっていますね。

柴﨑　腕が上がっていきます。私の経験では，あれは Creutzfeldt–Jakob 病（CJD）が一番多いです。

中島　そのうちまた止まっているのです。ちょっと話しかけたりなんかすると，例えば診察していますが，急に出たりもします。トーンは正常です。とくに痙縮も強剛もない。

柴﨑　表情も心因性らしくないですね。

中島　ただ，この方，もともとうつで精神科の通院歴はあるのです。このように腕が上がってきて，首も後ろにのけぞる。「立ってごらんなさい」

と言うと，そういうときには止まっていたり．実は精神科の病歴もあったので，ヒステリーかと思っていたのですが，高血糖でした．この運動は典型的なバリズムでもないし，舞踏運動でもない．先生が言われるように腕が上がっていくというのは，CJD でもそういうものがある．だから，不随意運動ではあるのだけど，distraction も効いてしまう．もちろん意識はしっかりしています．

柴﨑 CJD は，周期性にこうなるのが典型的です．この方はどちらかというと，バリズムに近い．

中島 そのとおりだと思います．

柴﨑 高血糖による大脳基底核の傷害で，片方だけですか．

中島 片方だけ．右手だけです．首ののけぞりもありますが，肢は右上肢だけです．先ほど河村先生も言ったように薬剤性とか代謝性だと，両側に出てほしいような気もするけれど，高血糖では片麻痺も起こります．

柴﨑 この方，血糖値は？

中島 かなり高かった．

柴﨑 期間はどのくらい続いていたのか，わかりますか．

中島 血糖降下薬の内服中断によるもので，これが出ていた期間自体が 2 週間ぐらいです．来たときの血糖値は，800 mg/dl 台だったと思います．

柴﨑 MR では何か，器質性の病変が出るような…．

中島 出ないです．

柴﨑 今の不随意運動は，どういう解釈ですか．バリズムですか．

中島 あえて分類しようとすればバリズムに近いのかなと思ったのです．上がっていくというものが，特徴かなと思ったのです．

柴﨑 ジストニーの要素が混ざっている場合に上がってくることになるのですね．おのおのの動作が，dystonic ballism というか，上がってくると姿勢が変わってくる．これなんかも分類が難しい．

河村 難しいですね．

柴﨑 私は心因性というのは，日本では圧倒的に陰性現象が多いと思っていたのですね．つまり対麻痺ですとか，半身の痛覚脱失とかですね．とこ

ろが，米国の NIH (National Institutes of Health) に滞在している間に私は，もちろん共同研究者の Mark Hallett 博士は運動の部門ですから，いかに心因性の不随意運動，振戦が多いかということにびっくりしたのですね。日本ではお国柄，あまり自分を誇示しようという傾向が少ないから，ヒステリーの場合にネガティブに出てきて，西洋では自分を誇示するために派手な不随意運動が起こると思っていたのです。ところが，日本に帰って見てみたら，たくさんあります。最近，日本人もキャラクターが変わってきているのですかね（笑）。それと文化的な差異がやはりあることはあるのですね。注意しているからだけではないような気がするのですね。どうでしょうか。

河村 そうかもしれません。

柴﨑 運動障害が心因性で起こるのを見る機会が増えているように思うのです。

中島 私は柴﨑先生のように長くやっていないから，変わったかどうかはわからない。

柴﨑 昔はそれこそ失立失歩とかいうのですか。麻痺がないのに立てないとか，そういう陰性現象だけだと思っていたのですが。

柴﨑 今度は振戦のように見えても，本態は振戦ではないというケースをお見せしたいと思います。ここから振戦とミオクローヌスの境界領域に移ります。

　動画 13 を見ていただきますと，とくに手を見ますと，これは誰が見ても振戦です。もちろんこの方の訴えは，中高年になってから発症してきた手の震えということで来られた。ですから，当然，本態性振戦と診断されて何年も経過した。しかも，家族歴がある，優性遺伝。本態性振戦として治療を受けたが，β ブロッカーが効かない。そのうちに全身けいれんが起こってしまう。あらためて診たら，1990 年に新潟大学の稲月先生らによって familial essential myoclonus and epilepsy として報告され，日本に多いといわれる家系だということがわかった。今は世界的に，良性成人家族性ミオクローヌスてんかん (benign adult familial myoclonus epilepsy ; BAFME) と呼ばれる状態で，日本とヨーロッパから報告されていますが，

筋電図

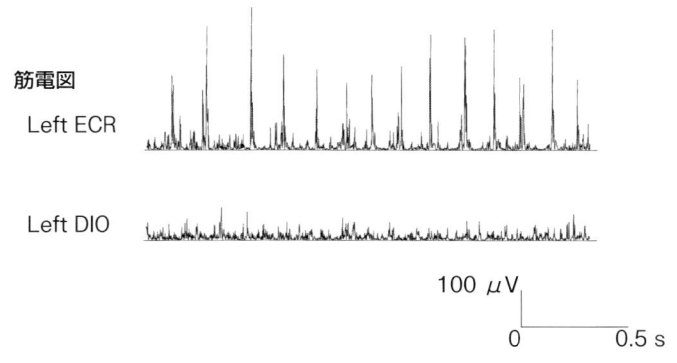

Left ECR

Left DIO

100 μV
0　　　0.5 s

図 15　良性成人家族性ミオクローヌスてんかん（動画 13）の表面筋電図
　　DIO：背側骨間筋（他は図 17 を参照）

染色体の位置が日本とヨーロッパでは違うことがわかっています．しかし，ほとんど臨床像は一緒です．優性遺伝で，高齢になってから，成人，とくに中年以降に発症してきて，非常に予後が良くて，全身けいれんがわずかしか起こりません．優性遺伝だから，当然本態性振戦という診断を受けるのですが，全身けいれんが起こって，はじめて気がつくことがあります（柴﨑，2009b，171 頁参照）．

　図 15 は今の患者さんから記録した筋放電です．各筋放電は非常にシャープでしょう．比較のために先ほどの本態性振戦〔図 3（15 頁）参照〕を見ますと，もう全然違いますよね．この人の筋に手を当てますと，実はピクピクしているのです．ゆっくり震えているのではない．

　電気生理が役に立つ状態の 1 例です．動画 13 を見ていたら，本当にミオクローヌスなのかわからないです．これを律動性ミオクローヌスと呼んだりします．皮質起源であることがわかっています．それはてんかん発作が起こりますから．これを皮質性ミオクローヌス振戦（cortical myoclonic tremor）と呼ぶこともあります．

中島　こうなっているときというのは，とくに近位の筋の場合には筋放電そのものは非常に短くても，これだけのボリュームのある肢を支えているわけだから，表現としては振戦みたいに見えると考えてよろしいですか．

柴﨑　そうですね，動き自体は。筋収縮は鋭いけれど。
河村　先生，触るとわかりますか。
柴﨑　そうですね。一番いいのは，触ったら筋収縮が全然違います。
中島　やはり giant SEP（somatosensory evoked potential，体性感覚誘発電位）が出るのですか。
柴﨑　そうです。この各動きの寸前に運動皮質からスパイクが出ます。運動皮質の手の領域がスパイクを出しているから，それによって指が動いているのです。そして giant SEP が出ます（Terada et al, 1997）。だから，普通の皮質性ミオクローヌスなのですが。興味深いのは，先ほどの本態性振戦とかパーキンソン病の振戦は，運動皮質は中継点です。ところが，この状態は運動皮質そのものがペースを作っている。しかも発生源です。しかもその背景には小脳に異常があるかもしれない。抑制が低下するから，これが起こる。しかし，スパイクが出るという点で皮質起源。実はこの状態の剖検例がオランダのアムステルダムから 2 例報告されました。やはり小脳にシナプスレベルの異常がある。プルキンエ細胞ははっきりは壊れないが，樹状突起の異常がある。だから，やはりチャネロパチーではないかと。優性遺伝ですね。本態性振戦もこれもチャネロパチーの可能性があります。チャネロパチーというのは，病理で見たら，シナプトフィジンによってシナプスの特殊な染色を見ないと，普通の HE 染色ではわからない。運動障害では今そういうのが 1 つのトピックです。

　もう 1 つ律動性に見える有名な状態がありまして，**動画 14** は左手に注目してください。左の手に姿勢性の振戦がみられます。この方はそれこそ動作時に強くなる。だから，本態性振戦ではないですね。小脳にしては，周波数が速い。この場合，もう 8 Hz くらいになります。10 Hz くらいにもなる。右手はまったくどうもありません。経過は進行性です。これだけで，皮質基底核変性症（corticobasal degeneration ; CBD）の診断がつくことが多いのですが。この方も筋放電を記録しますと，各動きは速いのです（図 16）。8 Hz ぐらいで，シャープな筋放電が出ています。

　これも触ってみないとわからないです。各振幅が変動していますよね。

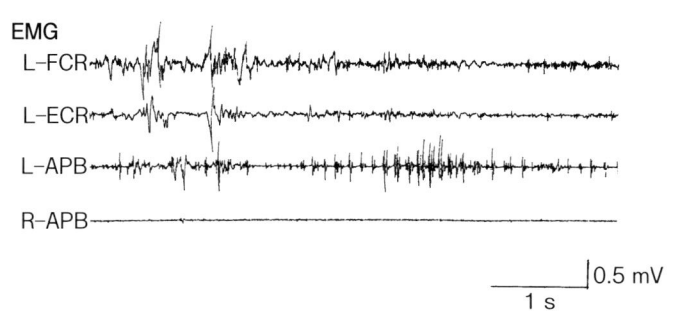

図16 皮質基底核変性症(動画14)の表面筋電図
APB:短母指外転筋(その他は図17を参照)

だから,見てもきれいな振戦ではなくて,ガクガクしています。この場合も,やはり皮質起源と考えられています。これは皮質基底核変性症です。
中島 この方は,左上肢の筋緊張が高い？
柴﨑 高いです。それに動作も遅いです。だから,まさに片側強剛無動症候群。こういう状態は,電気生理学的検査をしないと,確定できないことがあります(Lu et al, 1998)。それから,先ほどのように触診によって見ることはかなり重要です。不随意運動は見るだけでなく,触ってみたほうがいい。

　ちょうどこれが振戦からミオクローヌスへの橋渡しになるのです。これからは典型的なミオクローヌスに入っていきます。

第2章
ミオクローヌス

A. 皮質起源のミオクローヌスと陰性ミオクローヌス

柴﨑 従来,Ramsay Hunt 症候群とかいわゆる myoclonic cerebellar ataxia といわれていましたが,そのなかで一番多いのは Unverricht–Lundborg 病です。これはスカンジナビアの名前です。そういう病気が遺伝子で決定できるようになり,日本にも多いのです。**動画 15** の方も京大神経内科で診断された Unverricht–Lundborg 病です。ミオクローヌスは 1881 年に Friedreich が paramyoclonus multiplex という名前で記載したのが初めてです。要するに電撃的なピクッとするような運動というだけの定義。ピクッとする運動です。姿勢性にもあります。こういう場合,小さいですから,やはり筋を触ってみないとわからないです。触診してはじめてわかります。そして普通は陰性現象を伴っていることが多いです。上肢挙上姿勢にしたときに伸展筋の放電がちょっと途絶えると,手が落下する現象が起こる。

　この場合は筋が長さを変えているときも変えないときも,収縮しているときに多く,静止時には少ないです。足にもみられます。

　動画 16 も皮質性で,運動皮質があちこち発射しているから,右手の親指の領域が発射したら右手がピクッと動く。左足の領域だったら左足が動くというように脳の中ではなっているわけです。やはり動画のように随意

的に運動しているときに多いということは，運動皮質が関与している証拠だと思います．興奮性が増しているわけですから．こういう状態をまとめて，進行性ミオクローヌスてんかんという表現をされますよね．そのなかにはたくさん病気があります．Univerricht-Lundborg 病のほかに Lafora 病，ミトコンドリア脳症，脂質症，dentato-rubro-pallido-luysian atrophy（DRPLA）などいろいろあります．要するに皮質性のものは，全身けいれんを伴うのですね．それでてんかん性ミオクローヌス（epileptic myoclonus）とも呼ばれます．皮質性のものです．

　先ほどから出ていますように，皮質ミオクローヌスは瞬間的に筋収縮が増強した場合ピクッとする陽性ミオクローヌスですが，瞬間的に筋放電が途絶える場合を陰性ミオクローヌスといいまして，普通は両方あるのですね．動画 16 の方も遺伝子が証明された Unverricht-Lundborg 病．いずれも京大神経内科の症例です．最近になって遺伝子が検索できるようになってわかった．

　この方は小さい収縮はたくさんあるのですが，時々ピクッとなる．鼻指鼻試験のような運動をすると激しくなって，時々落下するように見えます．陽性現象と陰性現象が入り混じっている．こういう状態では，小脳性運動失調症がどのくらいあるかは極めて診断しにくいです．ミオクローヌスが起こってしまいますから．

　動画 16 の方の筋放電を見ますと，このように瞬間的に筋放電が増強するからピクッとなる（**図 17**）．図の上段は陽性で，下段は陰性です．図の中段のように，普通は両方一緒にコンバインしていますから，ピクッとなって落ちる．ほとんど同時に起こるから，目で見てもどちらかわからないことが多い．これもアステリクシスと呼ぶ人もいます．陰性ミオクローヌスを総合的にアステリクシスと呼ぶこともありますし，私は肝性脳症やその他の代謝性の場合にはアステリクシスと呼んで，この場合は陰性ミオクローヌスでいいのではないかと思いますが，広い意味で使われます．同じように使われています．

　図 18 はこの症例で脳波と筋電図を同時記録したものです．これは陽性

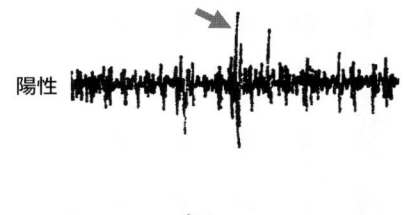

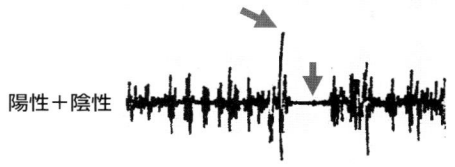

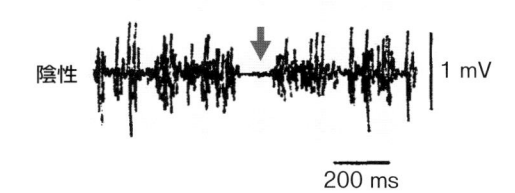

図17 動画16の症例にみられた陽性ミオクローヌスと陰性ミオクローヌス（表面筋電図）

ミオクローヌスだけです。なぜかといいますと，筋が収縮していないですから，陰性は見ようがない。この筋は収縮していませんので陽性だけ出ている。だから，静止時のミオクローヌス。陰性があるかないか見るには，その筋を収縮させないと見えないわけです。矢印のように脳波上スパイクがありますから，これはもう皮質起源です。脳波上 spike and wave を伴っています。polyspike のかたちをとっています。これも手で触りますと，筋は非常に短く収縮していることがわかります。

　ここで示したかったのは，1つは陽性現象と陰性現象が，とくに皮質性の場合がそうですが，入り混じっているということ。こういう場合，小脳に異常があるのでしょうけれど，小脳性運動失調症の有無はわからない。

中島　陽性のミオクローヌスのほうは，先行するスパイクが脳波に出てい

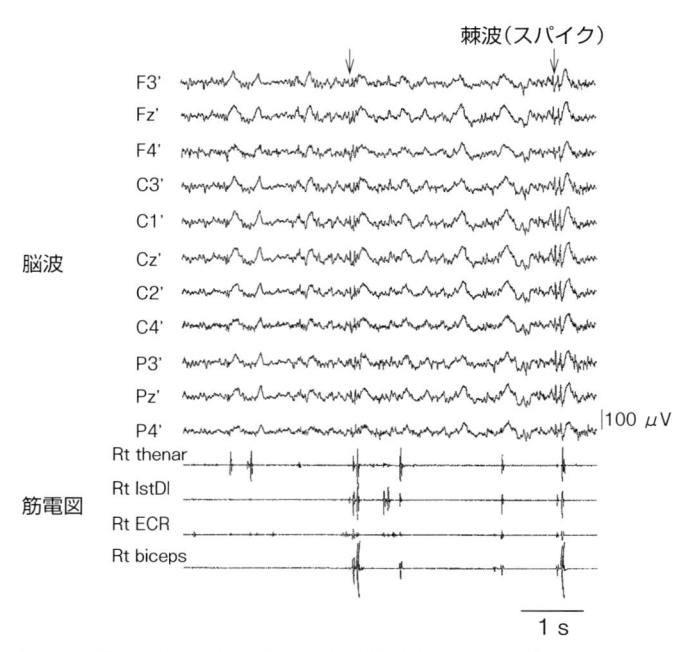

図18 Unverricht-Lundborg 病（動画16）における脳波と表面筋電図の同時記録
（筋名は図7を参照）

ましたが，陰性のミオクローヌスに対しても jerk-locked averaging すれば，先行する電位をつかまえることはできるのですか。

柴﨑 それは現在福島医大の宇川義一先生が証明されましたが，陰性のミオクローヌスをトリガーにして加算しますと，やはりスパイクが証明されます（Ugawa et al, 1989）。次のケースでは加算平均しないでも見える。**動画 17** を見ていただきましょうか。

この方は比較的純粋に陰性現象だけ。一般に手首を伸展した姿勢をとらないと，陰性現象はわからないです。左右の手が別々に落ちています。肝性脳症の人では同時に落ちます。ただ，見た感じでは肝性脳症でみられるのとまったく変わりません。

図19はこの方の筋電図ですが，矢印のように中断していますでしょ

第2章 ミオクローヌス 51

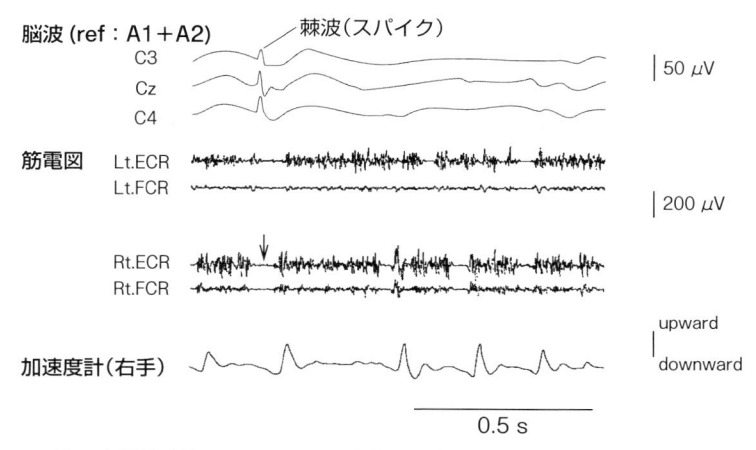

図19 皮質性陰性ミオクローヌス（動画17）における脳波，表面筋電図，加速度計の同時記録
矢印は陰性ミオクローヌス，ref：A1＋A2：左右耳朶基準（筋名は図7を参照）

う。この瞬間に加速度計で記録すると手が落下しています。その前に脳波でスパイクが先行しています。脳波のスパイクに続いて陰性現象が起こっている。ですから，運動皮質にはそこが興奮したら陽性現象が起こる場所と興奮したら陰性現象が起こる場所があると考えられるのです。京大の池田昭夫先生が，ヒトの運動皮質にはポジティブな領域が多いが，ネガティブな領域もあることを証明しました(Ikeda et al, 2000)。これはサルでも証明されています。通常，ミオクローヌスは反射性に起こり，ハンマーで腱反射を叩きますと，その瞬間パッと起こる。一見脊髄反射みたいに見えますが，それが脳を介した反射であることがある。この陰性現象も，刺激によってgiant SEPが出て，その後に起こることがある。これを皮質反射性陰性ミオクローヌスといいます(Shibasaki et al, 1994)。

　今お話ししているのは，陰性ミオクローヌスのことをいっているのですが，皮質からは陽性だけでなく陰性現象も起こるということです。**動画18**が先ほど話題になりました立位におけるstaticと呼ぶかどうかなのですが，ピクピクしているでしょう。時々筋放電が中断して，バタンと倒れ

そうになる。落下現象が起こるのです。ひどい場合は倒れてしまうのです。こういう場合，私がもし呼ぶなら truncal，体幹の postural の negative myoclonus。足にアステリクシスというのは変だと思います。アステリクシスは手指だけだと思います。

　動画 18 は NIH 滞在中に撮影した方で，無酸素性脳症後のミオクローヌス，すなわち Lance–Adams 症候群です。とくに Lance–Adams 症候群はこの現象が多いです。陰性現象を伴いやすい。それは Lance と Adams が 1964 年に記載したときに，陰性現象のことも詳しく書いてあります (Lance & Adams, 1963)。すごいです。これが脳波では spike and wave，末梢では陽性，陰性の現象になるということを書いています。治療が難航しますが，一部の症状にお酒が効きます。先ほど言いました酔わないお酒，アルコールが有効なことがある。米国ではこの無酸素性脳症の Lance–Adams 症候群が多いように思います。

中島　私がまだ千葉にいた 20 年くらい前の頃は，5 HTP を使っていた。

柴﨑　セロトニンの前駆物質ですが，効く人もある。ただ，副作用として悪心，吐き気がかなり出てくるのですね。現実的には使いにくい。最近はピラセタムの一種で，レベチラセタムという薬があり，米国ではそれがミオクローヌスにも認可されていまして，よく効く場合が多い。日本でも最近全身けいれんに対して用いられるようになっています。日本でもぜひミオクローヌスに使えるようにしてくださいと，よく企業の人には言いますが，なかなか進まないみたいです。本当に治療が難しいです。その薬剤が入ってきたら有効です。

中島　Lance–Adams 症候群だったら，てんかんという病名にしてしまえば，使えないことはない（笑）。

柴﨑　そうですね。

中島　先ほど私が少し話した cerebellar degeneration の起立時振戦 (orthostatic tremor) は，これとは全然違う現象です。立っているときの 3 Hz の振戦で，まったくこれとは違う現象です。

柴﨑　これは振戦ではありません。規則正しくない。振戦の特徴は，やは

第2章 ミオクローヌス　53

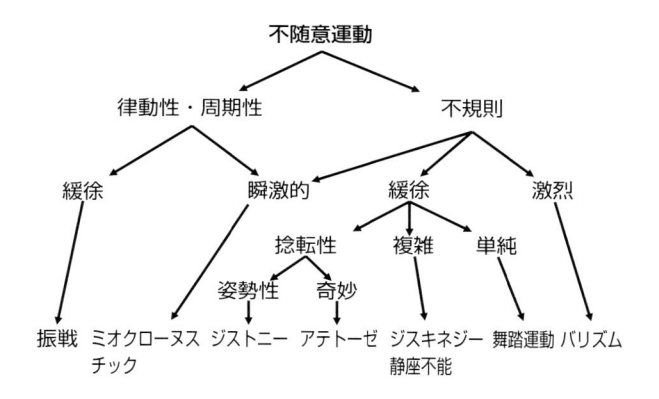

```
                        不随意運動
                       /        \
                律動性・周期性      不規則
                  /    \         /    \
                緩徐   瞬激的    緩徐    激烈
                         |     /   \
                       捻転性  複雑  単純
                       /  \
                    姿勢性 奇妙
                      ↓    ↓
  ↓      ↓          ↓    ↓      ↓       ↓    ↓
 振戦  ミオクローヌス ジストニー アテトーゼ ジスキネジー 舞踏運動 バリズム
       チック                       静座不能
```

図20　不随意運動の特徴に基づく分類と診察の手順
（柴﨑　浩：2009b, 153頁参照）

り律動性ということに特徴づけられますので…。

　図20に示しますように，私は個人的には，不随意運動を見たときに，まず律動性か周期性か，いやそうではなく不規則かという点に注目して，それから少し手で触ってみて，緩徐な場合には振戦だし，瞬激的な場合にはミオクローヌスというふうに，分けていく。律動性か周期性か不規則かというのは根本的な問題です。

　ただ，動画13および14の症例のように，皮質性の場合でも，10 Hzに近くなりますと不規則でも律動性に見えるのです。つまり周波数が速ければ，どんな現象だって当然規則的に見えます。3 Hzぐらいですと見えませんが。皮質性で10 Hzのものがあった場合に，それが本当に律動性なのかどうかは，厳密な意味ではばらついている場合には，生理学的には不規則かもしれません。だから，ミオクローヌスでも律動性の場合があることになるのですが，あまりこだわる必要もない。

中島　非常に早い収縮であっても，容積体固有の周波数で見えてしまうことがあるわけですね。

柴﨑　要するに，視察で判断する場合と，先ほどのように周波数，パワースペクトルでピークがあるかどうかは別問題。振戦の場合はピークがあり

ますからね。

　今，ずっと陰性現象を見てきたのですが，**動画19**．これもご注目いただきたい状態です。transient myoclonic state with asterixis in elderly patientsというのは，これは現在天理よろづ相談所病院の橋本修治先生が，1992年に発表された概念です（Hashimoto et al, 1992）。これは非常にユニークな状態だと思っています。大事な状態だと思います。これが実に日本人に多いのですよ。そして優性遺伝かもしれませんが，高齢なものですから家族歴がとれません。しかも，一過性で，1～2週間で治ってしまうのです。ですから，高齢者で1～2週間しか起こりませんから，家族歴があるかどうかはわからない。しかし，こういう日本人に多い突発性の状態は，やはり優性遺伝のチャネロパチーの可能性があると思い，私は診るたびに家族歴をとっていますが，ないです。主に陰性現象で，動作時はほとんどなく，姿勢性だけです。これは舌にもみられます。舌の陰性運動というのは突出させた舌が引っ込むことになりますから。足にも陰性現象がみられます。これは，やはり皮質性みたいですよ。てんかんは起こりませんが，脳波上はスパイクがある。

　これを海外で講演の機会があるたびに紹介するのですが，欧米の人は見たことがないといいます。先ほどの家族性のミオクローヌスてんかんですとか，日本にはそういう固有の状態があるのです。比較的高齢発症で優性遺伝で，予後がいい。チャネロパチーの候補がいっぱいありますが，証明はなかなかできていません。2010年秋に神戸で第29回国際臨床神経生理学会を開いたときも，チャネロパチーは1つの大きなテーマでした。

　動画20も，すべての不随意運動は薬によることが多いという1つの例です。この方はパーキンソン症候群があって，アマンタジンを投与されていました。ところが，腎機能障害がありまして，排泄が阻害されて血中濃度が上がった。普通の状態では起こらないのですが，腎機能障害がありますと，やはり多いです。この方も，陽性と陰性の合併だと思うのです。単なるアステリクシスではないと思います。この方はアマンタジンを中止したら，これが消えました。

中島 腎機能障害自体は，それほど重いものではないのですか。尿毒症でもアステリクシスは起こりますよね。

柴﨑 そうですね。あまり大したことではない。透析するような状態ではないですね。**動画 21** は透析を要する方です。

　この方も，やはり陰性現象が中心です。ちょっと錯乱状態もありまして，まだ脳症の状態です。血清クレアチニンが 8 mg/dl くらいで，透析を受けたら改善する。陰性ミオクローヌスが出ています。大事なことは，こういうミオクローヌスというのは器質性脳疾患でなくても起こるということです。尿毒症でも，透析したらミオクローヌスは治る。だから，代謝性というか，やはりシナプス伝達のレベルで障害があるということですね。薬物中毒でも，薬を減らしたら治りますのでね。だから，組織学的変化がなくてもミオクローヌスは起こるということです。他の変性疾患はもちろん全部組織学的変化があるわけですね。Lafora 病とか，Unverricht-Lundborg 病とか。

中島 尿毒症のときには，BUN の絶対値が高いときよりも，変動するときが非常に起こりやすいですね。時にはてんかんを起こすこともありますし，やはり皮質起源なのだと思います。

柴﨑 この方の脳波ですが，典型的な三相波が出ていまして，脳波だけ見るかぎり肝性脳症のようです(**図 21**)。ところが，この方は尿毒症で，今のようなアステリクシスは，肝性のアステリクシスと同様に，皮質性ではないと思っているのです。三相波の第 1 相は鋭い波ですが，スパイクではない。前頭部優位の大きな徐波で，α 波は消失していまして，代謝性脳症の脳波です。

　ここで，1 つの研究テーマとしては，一般に代謝性とか中毒性の場合は皮質性ではなく，器質性の場合は皮質性だという仮説が成り立つかもしれないのです。

河村 1 つ質問があるのですが，米国で CBD の失行の話をしたことがあるのですが，その時に「ミオクローヌスがありましたよ」と話したら，「それは reflex myoclonus かどうか」という質問を受けたことがあります。

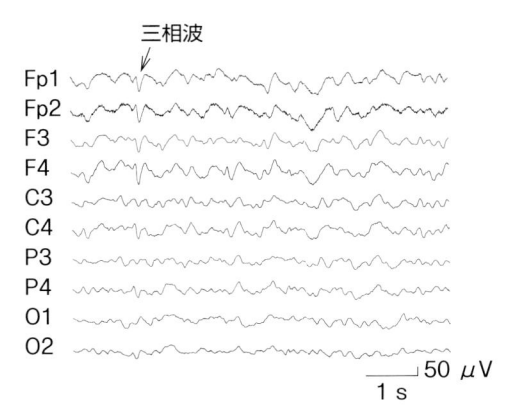

図21 尿毒症性脳症(動画21)の脳波

　その reflex myoclonus の意味がその時わからなかったのです。これはどういうことですか。
柴﨑　皮質性のミオクローヌスには2つあって，1つは運動皮質が自発性に興奮した場合に起こるのが自発性ミオクローヌス(spontaneous myoclonus)。もう1つは，なんらかの刺激によって感覚運動皮質を経由して反射性に起こるのが皮質反射性のミオクローヌスです。普通はどの患者さんも，大体両方の特徴を備えています。自発性にも起こるし，反射性にも起こる。ただ，個人差がありますが。反射性という意味は，刺激に対して反射性に運動皮質を介して起こるミオクローヌスという意味です。だから，例えば手首をハンマーで叩いたときに，腱反射が亢進しているように見えるなと思うと，そうではなくて，皮質に行って帰ってきている。その場合，見分け方は，皮質反射の場合，反対側にも起こることが多いです。腱反射は，交叉性内転筋反射を除いて，叩いた部位にしか起こりません。ところが皮質経由の場合は，叩打するとその部位が動いて，その周辺も遅れて動く。そしてしばしば対側肢にも起こる。

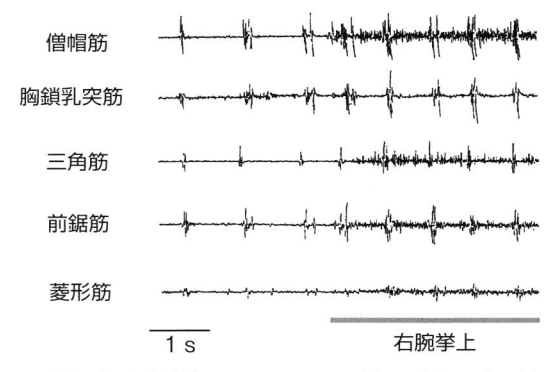

図22 脊髄髄節性ミオクローヌス（動画22）の表面筋電図
（鷺坂ら，1989より許可を得て引用）

B. 脊髄起源のミオクローヌス

柴崎　次に脊髄起源のミオクローヌスを見ていきます。**動画22**は，動きが肩にみられますが，もしこれが手にみられたら，epilepsia partialis continua すなわち Kojevnikoff 症候群ではないかと思います。ところが，肩に起こっているでしょう。そうすると，運動皮質で占める肩の領域は狭いから，運動皮質の場合は占める面積の大きいところが起こりやすいので，手とか顔とか足に起こるわけです。この症例の一番の問題は，心因性ではないかということ。健常者でも真似ができるでしょう。ただ，心因性の背景がこの方にはないのですね。筋収縮を見ますと，真似のできない筋群に起こっている（**図22**）。

　なおついでですが，こういう状態は決して針筋電図は行わないことですね。こんな不随意運動では，筋が傷害されます。表面筋電図でないと危ないと思います。また，針筋電図をやっても意味がないでしょう。こういうふうにシャープな放電の分布を見ると，一側に限られていて，第4，第5

頸髄神経支配の筋だけが収縮しているのです。これは随意的にはできないです。解剖学的にある髄節の筋だけ収縮させて，ほかは動かないということは，心因性ではありません。

それともう1つ興味深いデータがあります。これは1985年に『臨床神経学』に佐賀医大から報告したのですが，この人は反射性にこれが誘発されまして，心因性ではありえないというデータを出したことがあるのです。しかし，現象としてはチック（tic）ではないかといわれた。チックにしては，延々とこの現象は続いていて，変動がない。

図22は，先ほど言いましたように，epilepsia partialis continua の筋放電に似ている。脊髄起源の場合は焦点性皮質性ミオクローヌスに一応似ることは似る。

中島 下の3つの筋はいいけれど，上の2つは副神経なのですね。副神経支配だけど，副神経核は確かに第4頸髄ぐらいまではある。

柴﨑 第4〜5頸髄節ということで一応解釈はしたのです。副神経核は一応4まであリますのでね。なぜ証明できたかといいますと，自然に生じた運動を基準にして，いろいろなタイミングで肩を叩いたのです。それによって誘発されるのですね。そうすると，これが起こってからある一定時間叩いても起こらない。あるところまできて叩いたら，起こるのです。すなわち不応期がある。いつ叩くかは，まったく本人は予測できませんので。

しばしば脊髄の場合も周期性になりまして，**動画23**の症例ではお腹が持ち上がるのです（音成ら，1985）。これも健常者でも真似はできますので，心因性ではないかと思いますが，背中の筋が収縮しているのがわかりますか。これは自分では動かせません。これは当時そういう概念がなかったのですが，今から考えたらいわゆる固有脊髄性ミオクローヌス（propriospinal myoclonus）—胸髄レベルから起こって，上下に広がるものではないかと考えています。これは仮説です。傍脊柱筋というか，paraspinal muscle の固有脊髄性ミオクローヌス。

中島 だけど，これは横隔膜は動いてないのですね。

柴﨑 はい。背中の伸筋だけです。

中島　それだけで，腹筋群も動いてない。
柴﨑　お腹の筋は収縮していないです。
中島　背中だけ。『臨床神経学』に私の後輩が発表したのは，腹筋群に同じようなミオクローヌスがあって，それが確かに下に腸腰筋に広がっていったケースがあった。私もその頃，固有脊髄性ミオクローヌスという名前を知らなかったけれど。たぶん，そうです。
柴﨑　腹筋のミオクローヌス様運動が次のビデオに出ます。ところで，腹筋のミオクローヌスは心因性との鑑別が難しいのです。

　動画 24 では，腹筋が収縮しているのですが，自分でも心因性だと納得をしておられる。要するにお腹のチックだと思うのですが。
中島　脊髄性ミオクローヌス(spinal myoclonus)は律動性なのではないですか。
柴﨑　律動性か周期性のどちらかのことが多いです。お腹のものでも，例えばベリーダンス症候群というのがありますね。トルコのベリーダンスみたいな。あの場合は，お腹の筋が変に収縮するでしょう。健常者では真似できないのですね。これは一応真似できるからチックの患者にみられる現象で，この方は明らかに背景からしても心因性なのです。1つは自分で止めようと思ったら，ある一定期間止められるのですね。
中島　私たちが発表したケースは，ビーヴァー徴候陽性でした。
柴﨑　つい最近出た論文では，固有脊髄性ミオクローヌスのほとんどが心因性だという報告もあります。自分で真似して，できるのだそうです。ある髄節から上下に波及するパターンは正常の方でも作れるのです。そういう論文さえあります(Kang & Sohn, 2006)。ただ，施設によって，心因性ばかり集めておられるところもありますので，そういうところでは心因性の頻度が高いかもしれません。しかし，私の印象でも，こういう腹筋の不随意運動はよほど注意しないと，ひょっとしたら心因性かもしれない。先ほどの背中の一部が収縮しているものは心因性ではないと思っています。それから片側だけ収縮するとか，ベリーダンスなどは違いますが，動画 24 はチックだと思います。他の身体部位にチックがあって，本人も認めておられる，そういう背景のある方です。なお Gilles de la Tourette は 1885 年

に初めてチックを記載しました。チックの最初の記載はトゥレット症候群で，これが最初の典型的なチックになりますね。これは，現在では器質性と考えられております。それも，神経細胞の変性ではなくて，やはりチャネル，優性遺伝なのです。しかしチックの場合，機能画像ではいろいろな脳部位に異常があるといわれますが，決定的な結論は出ていません。

C. 脳幹起源のミオクローヌス

柴﨑 次に脳幹起源のミオクローヌスでは，一番代表的なものはopsoclonus（眼球クローヌス）だと思います。眼球では従来眼球ミオクローヌス（ocular myoclonus）といわれた状態がありますね。それは上下方向のアップダウン運動ですが，それはミオクローヌスではなくて，本当はこのopsoclonusがミオクローヌスの定義を満たすと思います。**動画25**の眼の動きを見てください。非常に急峻ですよね。これこそ眼のミオクローヌスではないかと思われます。この方は急性の，たぶん小脳の炎症。ただ，傍腫瘍性（paraneoplastic）ではなく，普通の感染に基づく自己免疫の炎症と思います。

　opsoclonusは非常に瞬激的な全方向にわたる急峻な動きで，定義からして，もし外眼筋の筋電図を記録できたら，急峻ではないかと思います。こういう急峻な運動は普通は皮質性なのですが，この場合は皮質性ではないと思います。通常脳波では異常が出ません。ですから，これは小脳だと思います。脳幹の眼球運動に関係するニューロンのそれこそプールが過剰に興奮している脳幹起源だと思われます。従来いわれていた眼球ミオクローヌスというのは，ご存じのように口蓋ミオクローヌス（palatal myoclonus）と呼ばれていたものと一緒に起こることがあります。

　動画26で最初に注目していただきたいのは唇の動きです。矢印の部分が律動的あるいは周期性に収縮していますね。これは誰が見ても，ミオクローヌスですね。収縮が急峻でしょう。ところが，これは口蓋では比較的

ゆっくりした上下運動です。

河村 振戦。

柴﨑 口蓋垂が上下していますから，従来の口蓋ミオクローヌス，今は口蓋振戦（palatal tremor）と呼んでいるものです。でもこの方は，口蓋の運動と口唇の筋収縮が同期していますので，私は口蓋ミオクローヌスと呼んでもよい症例があって，口蓋振戦という言葉が本当に良いかどうか，こういうケースでは疑問が残ります。むしろこの場合，やはり口蓋ミオクローヌスでよいのかもしれません。

中島 不思議だったのですよ。なんでこれを振戦といわないのか。見たところは，そんなにすごく速い動きに見えないし，命名が疑問だったのです。口蓋ミオクローヌスという…。

柴﨑 これは筋の陽性現象です。収縮していることは確かです。この口蓋の場合，例えば持ち上げる筋だけが収縮を繰り返している。下げるほうは自然に戻っている可能性があるでしょう。そういう意味で，やはり速く収縮していても運動はゆっくり起こる。

中島 そう見えているという。

柴﨑 そういうことかもしれません。また，口蓋の現象はしばしば四肢の筋に起こってくることがあるのです。その1つが，**動画 27** の Leeuwenhoek 現象です。これはお腹の現象なのですね。これだけ速いと健常者は真似できませんね。この場合腹筋でなく，横隔膜が収縮しています。これは私が NIH で見たケースで，よく見ると横隔膜だけではなく，他の呼吸筋も全部一緒に動いています。だから，横隔膜フラッター（diaphragmatic flutter）ではなく，呼吸筋フラッター（respiratory flutter）というのが正解だと思っています。脳幹の呼吸中枢の問題だと思います。脳幹の眼球の中枢に起こったら3 Hz の口蓋ミオクローヌスになるでしょう。口蓋ミオクローヌスがお腹にきて，3 Hz で呼吸筋に起こっている。脳幹の中で嚥下に関係する中枢に起こるか，眼球の垂直運動中枢，あるいは呼吸中枢に起こるかですね。この方の解釈は，一種の口蓋振戦の親戚だと思うのです。

中島 私の最初の論文というのが脊髄性横隔膜ミオクローヌス，Leeuwenhoek の横隔膜フラッターを引用したのですが，片側なのです。右の横隔膜。左ではなくて右だけに起こっていて，第3，第4頸椎間のヘルニアがあってそれを脊髄性ミオクローヌスとしました。

柴﨑 横隔神経(phrenic nerve)の興奮。それは十分ありえるのではないですか。

中島 そう理解したのです。それはおそらくヒステリーでは出ないですね。

柴﨑 それは起こりませんよ。その場合は，脊髄性の周期性のミオクローヌスということになりますね。

中島 おそらくそうではないかと思います。

柴﨑 他の呼吸筋がどうであったかということが鑑別になってきますね。普通，この場合は脳幹に責任がある。脊髄みたいですが，この方は呼吸筋ですので，筋放電も記録しましたが，肋間筋とか，他の呼吸筋も一緒なのです。Leeuwenhoek はオランダの顕微鏡を発明したエンジニアです。自分がこの病気にかかったので，内科の医師に診てもらったら，これは心臓だと言われた。自分では，どうかな，心臓とは関係なく，ここの横隔膜が動いているのではないかと考えた。本人は科学者ですから自分でいろいろ検討して，やはり横隔膜だということで論文を発表されたわけです。それ以来，横隔膜フラッターと呼ばれています。あるいは Leeuwenhoek 症候群と呼ばれていますが，私たちが NIH で発表した論文の症例では，呼吸筋フラッターのほうがこの場合はよいのではないかと思います。

中島 その時調べて横隔膜フラッターは，どちらかというと神経学領域よりも循環器領域からの報告のほうが多いのです。なんでそれが問題なのか。どうも狭心症みたいな痛みでくることが多いそうなのです。だから，筋の収縮による痛みというと，スパズムみたいなそういうものも伴っているのではないかと…。

柴﨑 かなり強い筋収縮ですから，それだけ繰り返したら，当然痛みを伴う。

中島 確か Leeuwenhoek 自身も，痛みがあったということを書いていた

のではないかと思います。

柴﨑　その横隔神経の場合は，痛みが関連痛として頸部に感じられるかどうかです。Cの4の領域です。呼吸筋全体だったら，そういうことはないでしょうけれど。横隔膜の痛みだから，ここに感じられるか，どうなのでしょう。

中島　狭心症と誤診されてもしかたなかったのかもしれない。

　動画 28 の症例が，口蓋振戦という名前の発端になった人です。これは私が国立精神神経センターにいたときに撮ったもので，画像が悪いですが，手を見てください。まず手の変形がありまして，律動性の動きがおわかりいただけますでしょうか。口も一緒に動いています。軟口蓋にもある。ですから，軟口蓋と手と顔面にもあるのですが，こういうちょうど 3 Hz くらいの動きです。この方は症候性の口蓋振戦です。橋（pons）に出血が起こった後遺症です。こういうふうに口蓋振戦は，先ほどの動画 26 の方は唇にミオクローヌスを伴ったが，この方は手に振戦があります。こういう方は本当に振戦ですね。実は 1990 年にワシントンで第 1 回の国際運動障害学会がありまして，Mark Hallett 博士が会長でした。その時に私がたまたまミオクローヌスを担当しまして，動画 28 を見せた。私が，こういう場合には palatal myoclonus よりも tremor のほうがふさわしいかもしれないと発言した。司会がロンドンの Marsden 教授。私の講演が終わってから，Marsden さんが司会者席から「これを palatal tremor と呼ぶことに賛成の人」と言われたら，半分以上聴衆が手を挙げた。水野美邦先生も聴衆におられた（笑）。Marsden がバタンとテーブル叩いて，「決まった。tremorにしよう」と言われた。それ以来 tremor になってしまったのです。

中島　従来は骨格筋ミオクローヌス（skeletal myoclonus）と呼ばれていた。

柴﨑　palatal and somatic myoclonus, skeletal とかね。ただ，私もその時はそう思ったけれど，2 つ種類があって，動画 28 は振戦でもいいでしょうけれど，動画 26 のようにミオクローヌスと呼んだほうがいいような人もあるのではないかと思います。

中島　意味はよくわかりました。橋被蓋の出血の後遺症は，動画 28 の方

のようなかたちになると思うのですが。

柴﨑 中心被蓋路(central tegmental tract)ですね。中心被蓋路を巻き込んだ症例です。ギラン・モラレの三角が傷害されている。

河村 オリーブ核の仮性肥大。その場合ですが，普通は鰓弓由来の筋にミオクローヌスが生じることが多い。手までというのはちょっと広範囲だと思うのです。そういうこともあるのですか。

柴﨑 そうですね。だから，脳幹起源といいましてもいろいろなものがあって，今日お見せしただけでも opsoclonus，口蓋振戦，横隔膜フラッター，そしてこれですけれど，まだほかに今日持っていないのはびっくり病(startle disease)。ちょっとびっくりしたら，パッと驚いて跳び上る。カナダでは jumping Frenchmen of Mayne というのがあります。カナダに住んでいるフランス系の人で，びっくりしたらジャンプするという症例。それが遺伝性で，優性遺伝。やはり，チャネロパチーかもしれません。脳幹網様体の核で，reticular nucleus。これが今は遺伝子がわかっていて，抑制性のグリシンというレセプターの遺伝子異常で，動物でも再現されている(Shibasaki, 2007a 参照)。

中島 reticular reflex myoclonus と Mark Hallett 先生が記載した。

柴﨑 それとスタートラインが近いと思う。Hallett 先生が記載したときは無酸素性脳症でしたが，これは大部分が皮質性ということがわかっておりまして，私の経験でも reticular と明らかに証明されたのは本当に1例しかなく，私はまだ自信をもってこれだというのはないです。Hallett 先生と議論したのですが，彼もその経験例はあまり多くないようです。

中島 今ので1つ議論があるのですが，post-anoxic，要するに Lance-Adams 症候群みたいに時間が経ってから起こるのではなく，急性にくるミオクローヌスがあります。

柴﨑 まだ意識障害があるとき。

中島 もうほとんど状態としては脳死に近いような，脳波もフラットで，こういうのはどう理解するのかと思って，ビデオも持ってきました(**動画29**)。

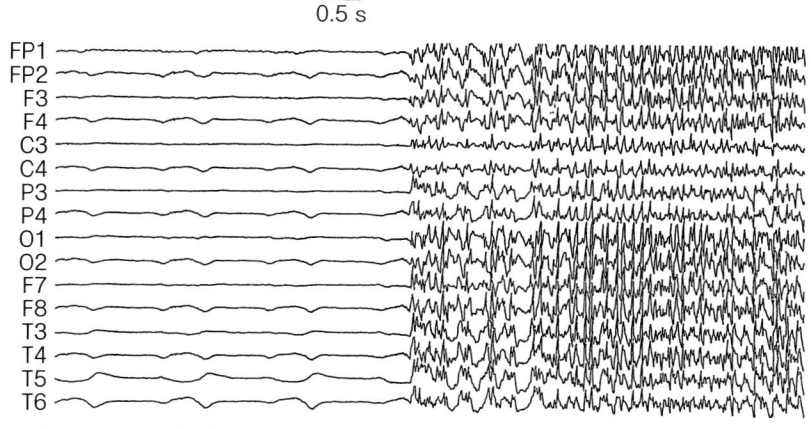

図23　無酸素性脳症患者(動画29)の脳波(単極誘導)

　咀嚼のような運動。この方も昏睡状態なのですよ。かなり厳しい無酸素性脳症で，ふだんこの状態ではもう脳波はほとんどフラットなのです(図23)。ですが，こうやって眼を開いてグウッと眼球が上転するような動きが起こって，シリーズのように咀嚼のような運動が起こる。

柴﨑　同じ時点ですか。眼が動くときに…。
中島　眼が動いてきて，それに引き続いて咀嚼が起こります。
柴﨑　眼球回転発作(oculogyric crisis)みたいに。
中島　眼の動きはそうなのですが，そのあとに咀嚼のようなものが起こっています。
柴﨑　この方の呼吸は中枢性神経原性過換気(central neurogenic hyperventilation)ではありませんか。
中島　そうですね。それで口の動きが起こるときには，呼吸も乱れるのです。
柴﨑　眼も上下に動くのですかね。周期性ですね。周期性のクラスターみたいですね。

中島 そうです。その時に脳波に polyspike が現れます。いわゆる burst-suppression みたいに脳波に burst が出ているときに，この運動が起こっているのですね。

柴﨑 それは非常に興味深い症例です。

中島 これはどちらに起源があるのかと思って。皮質起源なのか。でも，この動きだけを見ていると，やはり脳幹起源を考えたいような気もします。

柴﨑 眼球や口に集中しているので脳幹を介して起こっている。皮質から起こっているとは考えにくいでしょう。これは興味深いですね。その時，呼吸が止まるのですね。

中島 非常に ataxic というか，不規則な呼吸になって，止まる。

柴﨑 やはり発作ですね。

中島 いろいろな刺激を与えても，これは起こらないのです。だから，やはり脳幹を起源としているのだと思います。皮質のほうは相当広範囲にやられています。

柴﨑 その脳波は，典型的な spike-and-wave burst ではなくて，suppression burst と考えられる。

中島 はい。

柴﨑 この burst の瞬間，脳幹網様体から強い興奮性のインパルスが脳に入るということですね。

中島 そうだと思います。

柴﨑 1つひとつの症例に思い入れがあって，なかなかそれぞれ意味があるのですね。今まで見てきた，どの症例でも勉強することは必ず何かあります。

第3章
ジストニー

A. 全身性ジストニー

柴﨑　今まで振戦，ミオクローヌスときましたけれど，次にジストニーにいきます。この3つの現象にはかなり共通点がある。振戦，ミオクローヌス，ジストニーはいずれも，脳幹起源のものは別としまして，運動皮質が関係しているものが多いということです。よくジストニーとミオクローヌスが合わさった特徴をもっている病気というのが，これは先ほど中島先生が見せられた動画12の現象の1つです。**動画30**の方はまさに周期性ですよね。最初来られたときは，やはり腕が上がっていく。本当にこういう初発症状が多いです。やはりdystonicな姿勢と周期性のミオクローヌスを伴う状態。これはミオクローヌスの典型例と較べるとちょっと遅い。だから，こういうのをdystonic myoclonusやmyoclonic dystoniaと呼ばれる現象ではないかと思います。

　図24はご存じのCreutzfeldt-Jakob病の筋放電ですが，かなり遅いのです。ミオクローヌスといいましても，図の時間目盛りは1秒の半分ですから，ザーッというグループ放電なのです。これを繰り返したら振戦でもよいぐらいなのですが，インターバルが1秒あるかないかです。こういうのはジストニー様のミオクローヌスとでも表現できるのではないかと思います。これは脳波上は典型的な周期性同期性放電(periodic synchronous dis-

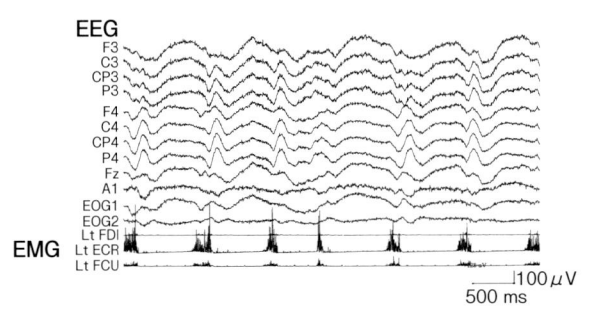

図24 Creutzfeldt-Jakob病(動画30)の脳波・
　　　筋電図ポリグラフ
　　　(筋名等は図7を参照)
　　　(柴﨑, 2009b, 176頁参照)

charge ; PSD)で, 脳活動と筋放電はある程度同期していますが, 図24のように毎回筋放電のパターンが違います。PSDのパターンも違います。両者の関連も, ある時は筋放電のほうが先に起こっているかと思えば, そうでないこともあって, 1対1の関係がないのが, この病気の特徴だと思います。時にはミオクローヌスだけみられて, PSDがないときもあれば, PSDがあるのに筋放電がないこともある。だから, この状態では, あまりPSDと不随意運動の間に直接の因果関係がないのではないかと考えられるのです。脳波上のPSDと筋の周期性放電との間に1対1の関係がないということです。

中島　平山惠造先生はジストニーは, 姿勢の異常だと言う。不随意運動も入っているけれども, 姿勢の異常であると。とくに体軸のということも言われるのですが, dystonic myoclonusという言葉を使うと…。

柴﨑　ジストニーの使われ方は, ずいぶん広い範囲になってきていまして, dystonia musculorum deformansというのが最初の記載ですよね。これは現在でいうDYT1遺伝性のジストニーです。当時の概念とは違って, 現在は書痙とか斜頸とか局所性のものも入っているでしょう。しかし, 平山先生がおっしゃるように, 私もジストニーの定義は, まず捻転性の姿勢の異常があって, 随意的に動かそうとするとそれが増強する, または震え

たり，ねじれたりする。それがジストニーだと。姿勢の異常だけだったら，ジストニー姿勢と表現しますが，そのうえに随意運動に際して不随意運動が加われば，やはりジストニーでよいのではないかと思うのですね。

　動画 30 の例は，これをミオクローヌスと呼んでよいか，ジストニーか，どちらが本態かわかりませんが，姿勢の異常に加えて周期性の放電が起こっているわけです。

　もう 1 つ，亜急性硬化性全脳炎（subacute sclerosing panencephalitis；SSPE）という慢性麻疹脳炎でみられる現象もやはり周期性なのです。その場合には，脳波と筋放電の間に 1 対 1 の関係がある。

　ミオクローヌス・ジストニー症候群は最近非常に注目されている分野でして，**動画 31** は NIH の症例で，そのタイプに当たります。先ほど言いましたジストニー性ミオクローヌスと違う点は，この状態ではジストニーとミオクローヌスは独立して存在しています。左手でコップを持って水を飲もうとしますので，その時左手にジストニー様の姿勢が起こります。そしてよく見ますと，時々ピクッと動きますのでご覧ください。矢印のところでジストニーが起こっている。やはり姿勢異常と動きもあります。そして時にピクッと動きます。動くたびに，こちらもピクッとなるような気がするのが不思議です。

河村　ミラーニューロン（mirror neuron）。

柴﨑　確かに。走ると足にも異常姿勢が出ます。いわゆるジストニー。だから，全身性のジストニーなのです。河村先生がおっしゃったように姿勢異常があって，運動しようとしたら，これが不随意運動になるという点で，不随意運動の仲間に加えてもよいのではないかと思っています。こういう方は，遺伝性ミオクローヌス・ジストニー症候群と呼ばれ，ミオクローヌスは動画 31 でコップの水を飲もうとしたときに起こったように，体幹や近位筋にみられます。ジストニーは上肢と，歩いたときと走ったときは下肢にもありますが，ミオクローヌスはむしろ体幹に多いのです。そういう意味で皮質性ではない。皮質性の場合は，普通手指に多い。だから，この方はたぶん大脳基底核の疾患でしょうから，ミオクローヌスも皮

質下起源かもしれませんね。多くの場合が，epsilon sarcoglycan という遺伝子の変異であることがわかっています。最近これはわかってきたことで，従来本態性ミオクローヌスなどと呼ばれていたのは，こういうものかもしれない。少なくともその一部はこういう問題だと思う。優性遺伝です。

中島 昭和大に金曜日の午後，筋電図検査に行っているのですが，先日紹介された患者が，階段を降りようとすると，この方みたいにいろいろな動作ではなく，階段を降りる動作に限って，グッと足が持ち上がってしまうというのがありました。そういう方を 20 何年前，私がまだ研修医だった頃に松戸の市立病院にいたときにも診たことがある。これは子どもで，最初は階段のときだけ，そのうち歩くときにも足が持ち上がるという。かなり似た点があるのですが。もしかしたら，その病気かもしれません。その時，北杜夫が書いていると聞きました。北杜夫に『奇病連盟』という小説があって，その中に出てくる。「ピョコリ氏」という主人公が歩いていると，クッと足が持ち上がってしまう。

河村 それは発作性運動誘発性舞踏アテトーゼ（paroxysmal kinesigenic choreathetosis ; PKC）ではないですか。

中島 その可能性もあります。

河村 私も外来で 1 例診たことがあって，階段を降りるときだけなのです。

中島 そうです。

河村 抗けいれん薬を使ったら，良くなった。

柴﨑 階段を降りるときは当然足がストレッチしますから，Westphal 現象というのがありますね。そういう可能性もあるかなと思うのですね。

中島 確かにミオクローヌスはありません。

柴﨑 それはおもしろい現象ですが，普通は痙性麻痺で階段を降りるときにストレッチが加わるから間代が起こり，ガクガクとなります。それが持ち上がるというのが，逆ですよね。伸びているのに上がるのだから。だから，それは逆説性だから，ひょっとしたら表面筋電図を記録したら興味深い現象かもしれません。Westphal 現象のような可能性がある。何か大脳

基底核の…。瀬川病ではないでしょう。
中島 子どものほうは，もしかしたら…。
柴﨑 遺伝性ですか。
中島 いや，遺伝歴ははっきりしていません。
柴﨑 ジストニーというのは，いわゆる Oppenheim が 1911 年に記載した。それが典型的な変形性筋ジストニー（dystonia musculorum deformans）と呼ばれた現象です。

B. 局所性ジストニー

柴﨑 全身性ジストニーの多くの状態が DYT1 という遺伝子による。日本でも結構あると思います。それが代表ですが，最近はむしろ焦点性のジストニーのほうが注目を集めています。その代表がこの書痙（writer's cramp）なのです（**動画 32**）。字を書くときだけに起こっています。ジストニーというと，普通は，筋が過剰に収縮して変な姿勢を示すのですが，この人の場合はミオクローヌスと震えが重畳している。しばしばあるのです。単に捻転性になるだけではなく，ピクッとする運動が入ってきている。動作特異性ですよ。字を書くときだけ起こる。例えば，歯ブラシを使っても起こらない。震えだけの場合，原発性書字振戦（primary writing tremor）と呼ばれます。この書痙の方の場合，震えとミオクローヌスとジストニーがいろいろなコンビネーションで合わさっているので，これも 3 つの状態はオーバーラップするという 1 例です。いずれも運動皮質を介している。

　結局は振戦とミオクローヌスとジストニーに対してそれぞれ円を描くと，重複する部分があるのですが，それを重複ととるか，あるいは単一の spectrum があって，その中に非常に簡単な筋収縮から複雑な動作まで含まれるという考え方もできるかもしれません。子どもが運動を学習するときに，最初は簡単な動作しかできないのですが，だんだん複雑になってきま

すね．不随意運動でも，一番簡単なのはミオクローヌス，筋収縮だけですから．それが運動，動作というふうになってきて，あとで言います舞踏運動とかジスキネジー（dyskinesia）では，だんだん動作になってきている．そういう意味で私は現在，不随意運動は本当は分けられないものである．不随意運動は一連のものであって，そのなかで典型的なものがあるという考え方に傾いています．そういう意味では，各不随意運動の円を描いて，オーバーラップがどことどこであるということのほうがいいのかもしれないと思っております．

中島 こういう書痙，確かに振戦もミオクローヌスも起こる場合もあるし，皮質性の異常だけのこともありますけれど，こういう方たちで SEP に異常が出ることはあるのですか．

柴﨑 書痙の場合はありません．ただ，このジストニーの場合には感覚運動皮質に可塑性の変化が起こっていると考えられています．例えば長年字を書く人は，知らず知らずの間に運動皮質に可塑性の変化が生じて，それがこういう異常を示す．有名な実験は，カリフォルニア大学のサンフランシスコ校に Merzenich という人がいるのですが，サルの手を毎日擦る，あるいはサルに毎日ある動作をさせる，うまくできたらジュースをあげて，サルが嫌になるくらい繰り返すと，サルの手にジストニーが起こってくる．その時に調べたら，感覚運動皮質に組織学的，あるいは生理学的な異常がすでに起こっている．だから，職業病とかスポーツの場合に，可塑性の二次的変化が生じて起こるのではないかというのが考え方の 1 つです．

中島 確かにピアニストがピアノを弾くときだけとか，河村先生の友人のギタリストで，ギターを弾くときだけ震えてしまう人がいますね．

柴﨑 オーケストラの 10％ の方にみられるというのですが，本当かどうか．統計ではそれほど多いデータもある．ある特定の楽器を弾くときだけ起こるのです．だから，バイオリンで起こっても，ビオラとかチェロでは起こらないということなのです．奏楽手痙（musician's cramp）といいます．管楽器を吹くときに唇に起こる人もいて，その場合にはトランペットでは起こるけれど，サキソフォンでもフルートでもまったく起こらないので

す。これは吹管ジストニー(embouchure dystonia)と呼びます。

河村 オーボエ奏者で，シカゴ交響楽団の主席だった Alex Cline が，最近，左手の小指にジストニーが起こってしまって。口ではなくて指のほうです。それは音楽雑誌に載っていました。いろいろな治療をしたけれど，結局治らなくて辞めました。

柴﨑 私が NIH にいるときは，米国で Leon Fleisher という有名なピアニストに，それが起こりまして，NIH の外来にボツリヌス治療に通ってみえまして，治ってケネディセンターで公演された。米国の神経学会総会の昼食会にその方が出席されまして，神経学会にずいぶん感謝しておられました。

―― 感謝というのは，良くなったという意味での…。

柴﨑 そうです。ボツリヌス治療です。

中島 ボツリヌスというのは，筋を麻痺させる毒素製剤なのです。それを異常な収縮を起こしている筋をターゲットにして，そこに注射して，神経筋接合部で抑制するわけです。そうすると，軽い麻痺が起きて，動きはスムーズになる。日本では攣縮性斜頸(痙性斜頸)，片側顔面攣縮，眼瞼攣縮といったいくつかの病気に限って使える。

柴﨑 ずいぶんそれも辛抱強く何カ月も治療を繰り返すのです。効果が切れますから。他の楽器はどうでしょうか。これは特殊ですからね。

河村 Cline は，ボツリヌスを何度もやったけれど，良くならなかったから，あきらめてしまった。

柴﨑 フランス語で，管を吹くというのが，先ほどの embouchure dystonia に当たります。また，ゴルフのときに起こる yips と呼ばれる現象もこれに入るかもしれません。

河村 固まる。

柴﨑 クラブを振った瞬間にビクッとなる現象があるそうなのです。動作特異性。ですから，そういう動作特異性のジストニーというのが1つの興味深い現象ですね。可塑性の変化が，本当に原因か結果か，まだわからないのです。ただ，初め書痙と思っていても，だんだん全身に広がる人が

あって，そういう人はやはり DYT1 の遺伝子をもった人が多いといわれている。字を書いても，そういう素質のある方は全身型になる。皆がなるものではない。

河村 そのギタリストも，非常にくどい性格の人なのです。ジストニー性格みたいなそういうのはある。

中島 河村先生にそんな話をしていたのだけれど，攣縮性斜頸もそうなのですね。結局ボツリヌス自体は化学的に効くわけですが，良くなる人と良くならない人は，その後の心理状態が大きく影響している。徳島大の梶龍兒先生が詳しいのでしょうが，そういう印象はもっています。

柴﨑 そうかもしれないですね。いずれも原因か結果かがわからないのですね。

中島 症状にこだわるというところがあるのでしょうしね。

柴﨑 有名な芸術家の運動障害などをいろいろ書いた本がアメリカの神経学会から出ていますが，シューマンは作曲するとき，当然ピアノも弾くわけですが，薬指だけがジストニーになって使えなくなったので，その時代に書かれた作曲では薬指に当たる鍵盤の音だけ使っていないそうです。

河村 シューマンのその話は有名です。そこで自分で器械を作って鍛えたのです。それでも良くならなかった。結局ジストニーだった。

柴﨑 ボツリヌスがなかったからね。

河村 シューマンについては，岩波文庫にシューマン自身の『音楽と音楽家』という本が訳されて出版されています。冒頭に出てきます。

　あとピアニストでは，Leon Fleisher も有名だけれど，Alexis Weissenberg もそうです。ジストニーで弾けなくなった。すごく多いです。

柴﨑 Fleisher の治療を担当した Hallett 博士はずいぶん感謝されまして，米国の学会でランチョンセミナーに Fleisher が出席されたときは，実際ボツリヌスを注射したのは研究室の若い人ですが，主任として感謝されました。

中島 本当に音楽家なんか，非常に巧妙な運動をするでしょう。そのなかでピンポイントで起こってくるのですね。そういうメカニズムがあるので

しょうけれど。

柴﨑　やはり一番無理しているところではないですか。運動を苦痛に感じている。

河村　Cline の左手の小指ですが，普通の人よりか少し長い楽器を使っていたのです。それで左手の小指で一番下のキーを押すのですが，それが重たかった。そこに端を発していて，それでも音色がいいので，その楽器をずっと放さないで使っていた。ちょっと長くすると，音が豊かになるからね。それがあだになってしまった。若くして辞めてしまった。

　ついでに先生，tongue thrust という現象をご存じですか。そういう現象があって，私は 3 例発表しているのですが，あまり知られていないですね。

柴﨑　舌が突き出る現象ですね。

河村　そうです。だから，oral dyskinesia に似ているのですが，アナウンサーとかしゃべる人がなってしまうのです。しゃべるときにうまくしゃべれなくて，ろれつが回らなくて舌が出てしまう。それは興味深いのですが，話す職業ではないところに移ると，大概良くなるのです。最初に Romberg が報告している。あまり知られていない。

柴﨑　どうして動作特異性になるのですかね。それは一説には，梶先生もそういう意見だと思うけれど，大脳基底核はパターン化された運動を蓄えるということです。学習する段階ではたぶん小脳が大事ですが，書くなら書くという動作がパターン化されて，でき上がったものは大脳基底核に貯えられる。それがあるパターンだけが障害を被る。それはやはり運動皮質を介して起こってくる。その場合にも，やはり運動皮質自体に可塑性の変化が起こるのだと思います。だから，そういう特異性があるのが 1 つの特徴。

　ジストニーでは，例えばどういう現象が知られているかといいますと，手指を 1 本 1 本刺激して，それに対する反応を脳磁場で記録して，その感覚皮質における領域を同定できるのですね。小指の領域と親指の領域が，普通は明らかに分かれるのです。**図 25** は奏楽手痙の患者のデータです

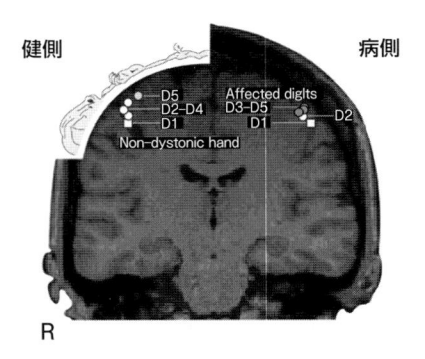

図25 一次体性感覚野における手指の
体性局在の異常—奏楽手痙にお
ける脳磁場の研究
Dは手指の番号を表す．
（Elbert et al, 1998 より許可を得て引用）

が，感覚皮質のなかで指の領域が融合（fusion）して，区別がなくなってしまっている（Elbert et al, 1998 ; Muente et al, 2002）．それは感覚皮質のなかの1つの現象です．

河村 やはり脳の病気なのですかね．

柴﨑 そのほかに，運動皮質では抑制が低下している．それは磁気刺激によって，GABA作動性の抑制系に障害が起こっていることがわかっている．さらに大事なことは，感覚と運動の連関．これを感覚運動連関（sensori-motor integration）といって，感覚情報と運動との相互関係が崩れているのです．

これを模式的に示しますと（図26），先ほどから言いました振戦は，大脳基底核または小脳からのインパルスが一次運動野を中継して脊髄に投射していくだけではないかという，中継点であります．それに対してミオクローヌスでは一次運動野に棘波（spike）が発生する．てんかん性の放電が出て起こっているのではないか．ところがジストニーは，感覚皮質にも運動皮質にも可塑性，あるいは抑制系の障害が起こって，この連関が崩れている．しかも，二次運動野もジストニーでは機能画像で異常が証明されて

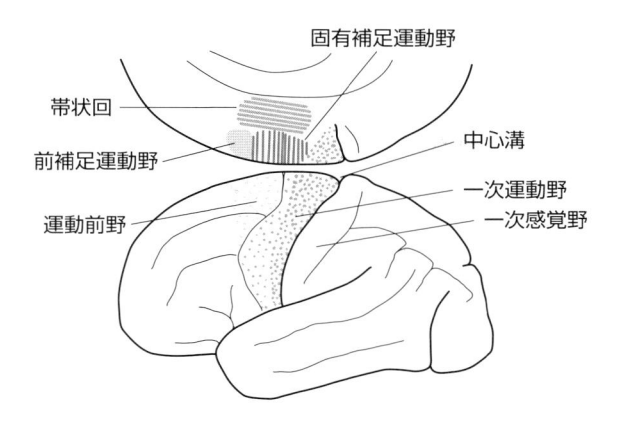

図26 感覚運動皮質および二次運動野の部位を示す模式図

います．ですから，ジストニーのほうはもう少し高次の感覚運動連関の異常が起こっている．それがなぜパターンというか，動作特異性があるかということが1つのポイントになる．大脳基底核との関係も，まだよくわかっていません．

　もう1つの興味深い現象は，sensory trick．**動画33**の方は首が曲がる．これが典型的な斜頸ですよね．そして後頭部に手を当てると，これが元に戻るというのがsensory trickですね．これは他の人が触っても起こります．さらに興味深いことは，触る寸前からすでに治り始めるのです．この方，手を挙げるとほとんど同時に改善しているのですね．触ってから少し経ってからではなくて．これは他の人が触ってもそうです．他の人が触るのが目に見えたら，もうその瞬間から治ってくる．それがなぜかというのが，こういった領域の研究の1つのテーマなのですね．

　動画34は全身のジストニーの方で，斜頸の方はとくにそうですが，壁にもたれたら，よくなります．この方は上半身が曲がってくる，背屈してくる姿勢で，触ったらよくなる．これもよくある現象です．

　この方では，先ほどから言っていますように，ほとんどの不随意運動が薬剤によって起こってくる．これは遅発性ジストニー（tardive dystonia）で，

長期薬剤投与によるものです。sensory trick というのは，感覚刺激を与えた場合にジストニーが改善する現象をいいます。trick というのは，日本語でもいうあのトリックです。だから，ジストニーではいろいろ興味深い現象があって，1 つは task specificity（動作特異性），もう 1 つは sensory trick，それからさらにもう 1 つは，非常に矛盾した現象が起こるのですね。例えば前方に歩くのは難しいが，後ろ向きに歩くのは簡単にできたり，歩くのは難しいが，走るのはできるのです（**動画 35**）。この方，ふだんは上半身が背屈してしまっていて歩けないのですが，走り出すとこれが治るのです。走るのはできるけれど，止まった途端にもう支えないとだめなくらい。このように，むしろ難しい運動のほうがよくできるのです。それも特徴です。これは，心因性との鑑別になる。

―― それはどうしてですか。

柴﨑 それがわかるといいのですが（笑）。

―― 普通だと逆だと思いますね。

中島 そのメカニズムに関係するかどうかわかりませんが，千葉大で astasia without abasia という，歩くことはできるけれども，止まっていられないという現象を発表しました。平山先生が長いこと診ていたテーマで，河村先生を介して私も生理学的なところで協力して Archives of Neurology に出したのですが。立っているという現象は決して passive な現象ではないようなのです。二足で起立しているときには，postural movement と呼ばれる hip と ankle の sway が運動系のメカニズムとして起こっていて，それに対して求心系としては proprioception（固有覚）と視覚と前庭覚がある。astasia without abasia を説明するのに，postural movement そのものに問題があって，さらに Ia の求心系がやられてしまっているから立っていることができない。だけども，歩くという運動は足首の影響がそれほど大きくなくて，proximal の hip の運動だから可能と考えたのですが。こういう方も立っているということに関する運動と走ったときとは，おそらく活性化されている脳内機構がまったく違うのでしょうね。

柴﨑 動画 35 の方はもちろん普通のスピードで歩こうとすると，とても

歩けないのです。走ることはできる。ですから，歩くのと走るのとの違い，それから前に行くのと後ろに行くのとの違いとかがあります。後ろ向きに歩いたほうがやさしい場合があって，一見矛盾ですよね。後ろに行くほうが難しいでしょう。たぶん走るほうが歩くよりも難しい。

中島 ただ，歩くというのはかなり習慣的な動きです。それこそ先ほどの話でいえば，覚えきったパターン，覚えきった動きであって，それはできないけれど，違ったこと，いってみれば unusual なパターンは影響されない。ないしは影響が少ない。

柴﨑 パターン化されていないことは，かえって行いやすい。もう1つの考え方は，sensory trick に対して motor trick という考え方があります。他の動作をすることによって，局所性ジストニーが治るというのです。例えば眼が開かない眼瞼攣縮の人が，口を動かそうとすると，眼が開く。そういう motor trick という概念が，sensory trick に対して最近出てきております。sensory trick も機能画像を用いた研究がありまして，頭頂葉との関連が唱えられているけれど，画像だけではなかなか難しいですよ。そこがどんな責任もっているのか。何かこういうパターン化された運動というのは，確かに1つの大事なポイントでしょうね。それが大脳基底核に蓄えられているかどうかは，たぶんそうかもしれませんね。あるいはもうちょっと二次運動皮質とか，高次の機能。河村先生に将来解決していただけるのではないかと。

中島 逆に例えば先ほど見た企図振戦あるいは運動時振戦の患者に，意図的な動作をさせようとすると非常に激しく振戦が出てしまってできないのだけど，何気なく頭をなでたりするときには，まったく不随意運動が出ないということもありますね。パターン化というか慣用的な動きに関しては問題が起こらないけれど，新規の動きをしようとしたときには激しく出てしまうという，ジストニーとは逆の現象のようにも見えるのですが。

柴﨑 新規なことは学習，そうすると今度は小脳系が取って代わるという考え方があります。大脳基底核がそういうパターン化されたもの。難しい動作のときに小脳系は新しいことを学習できるのですね。だから，運動皮

質と大脳基底核と小脳。視床はその中継点ですから，そういったネットワークの問題なのですね。そういう点で共通点がいろいろあるのですよ。

　ジストニーは最近，神経科学の領域，とくに運動の領域では一番のトピックですね。

河村　厚生労働省のジストニーの班会議から委員会に要望があって，ジストニーではなく，ジストニアにしてくださいという要望なのです。今はジストニア（ジストニー）にしています。先生方のときにはジストニーですが。ちょっと変わりました。

柴﨑　ジストニアというと dy の発音もジではなく，ディにしなければいけませんね。ちなみに，ジストニアと発音しても外国の人にはわからないと思います。何となく使い慣らされていることと現実の用法をどう扱うかが用語委員会の大事な仕事です。

第4章
アテトーゼ

柴﨑 動画36は典型的な手の捻転運動を示します。表現としては，奇妙な運動。bizarre といいます。それからねじるような writhing。bizarre で writhing なのです。ゆっくりした運動です。多くの場合，ジストニーと一緒に現れて，ジストニーと区別がつかないような面もあります。この方は原因不明の脳炎の後遺症で，大脳基底核を中心とした傷害の結果と思われます。捻転性という意味では，ジストニーとの共通面があります。

これは1871年に Hammond という人が初めて athetosis という言葉を使ったようです。

河村 でも，Hammond はアメリカ人ですよ。

柴﨑 ドイツ語ではたぶんアテトーゼというのだろうと思います。

柴﨑 ここで本章のテーマとは少しはずれますが，先ほどの本態性振戦のところで，数少ない剖検例では青斑核 (locus coeruleus) にレヴィ小体がみられるという話がありました (27頁参照)。それを模式的に示しますと，図27の青斑核(矢印)にレヴィ小体がたまりますと，神経細胞の活動が低下する。青斑核からはノルアドレナリン作動性の興奮性の入力がプルキンエ細胞にいく。それが低下しますので，プルキンエ細胞の働きが弱くなる。プルキンエ細胞はもともと歯状核を抑制しますので，抑制が低下するから歯状核から視床へ向かう上小脳脚の興奮性投射が増強する。その結果，視床の Vim 核の神経活動が増強する。それが本態性振戦と関係ある

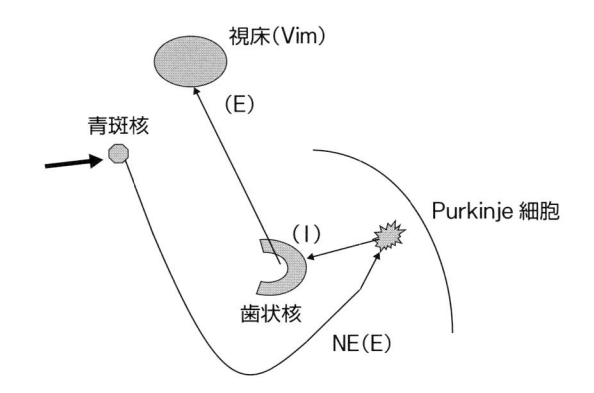

図 27 本態性振戦の発症機序に関する 1 つの仮説
(E)：興奮性，(I)：抑制性，NE：ノルエピネフリン
(Louis et al, 2005 に基づいて作図)

のではないかということで，Vim 核を深部脳刺激で高頻度で電気刺激しますと，同部の神経細胞が抑制される。そこで回路が断たれるから本態性振戦の振戦が低下するということになるという仮説です。

それに関連してもう 1 つは，日本に多い家族性で良性成人発症のミオクローヌスてんかんがある。最初新潟大学で報告された家系です（42 頁参照）。これも本態性振戦と同様に優性遺伝で，先ほど，チャネロパチーの可能性があると言いましたが，これについて 2 例だけ剖検例がオランダから報告がありました（van Rootselaar et al, 2004；2007）。それによりますと，プルキンエ細胞は細胞体自体は保たれているのですが，樹状突起が消失していたり，あるいは非常に異常な樹状突起，異常発芽というのでしょうか。そういう異常が病理学的には 2 例とも証明されているのです。これまではこの病気は剖検しても，日本の新潟でも神経病理では異常がないといわれたのですが，シナプスレベルで見れば異常がある。したがって，このミオクローヌスも皮質性のミオクローヌスですけれど，やはりもとはといえば小脳に異常があるのではないか。

小脳の異常は，先ほど話題になりました dyssynergia cerebellaris myoclonica，Ramsay Hunt 症候群でも昔からいわれていたことです。あの場合は，

それこそ歯状核の神経細胞が変性しますね．やはり皮質ミオクローヌスといいましても，なんらかのかたちで小脳が関与している．本態性振戦にも小脳が関与しているということが想定されています．ところが，先ほどすでに一部述べましたジストニーとかアテトーゼは明らかに大脳基底核からの問題である．そういう面で，小脳の異常が影響して皮質をなんらかのかたちで興奮させて起こる不随意運動と，大脳基底核からの入力が異常を来して起こす，そういう2つのタイプがある．しかし，どれも皮質が関与する．本来これは小脳性のミオクローヌスと呼ぶべきかもしれませんが，ミオクローヌスに関しては皮質，脳幹，脊髄起源というふうに分けられています．その背景に小脳の異常があるかもしれないということで，少し補足しました．

河村 先生，下オリーブ(inferior olive)についても触れられましたが，それはどういう意味ですか．

柴﨑 これは本態性振戦では，下オリーブも関与すると考えられている．

河村 レヴィがたまっている．

柴﨑 レヴィはたまっていない．むしろ実験的に，ハルマリンという物質で動物に本態性振戦に似た状況が作れるのです．その時は下オリーブに異常が起こる．ヒトのこの状態は，今回の剖検例では証明されていません．あと，さらに最近10例くらい集められたニューヨークのコロンビア大学の仕事では，青斑核だけではなくやはり小脳皮質にも異常があることがわかりました(Louis et al, 2006)．それもプルキンエ細胞が変性萎縮したり，そういう高度の変化ではない．やはりチャネロパチーといわれる状態でも，病理学的には突起のレベルで異常がみられる可能性があるわけですね．

　今言いましたのは，小脳からのなんらかの異常が運動皮質の機能障害を来して，その結果，本態性振戦やミオクローヌスが起こるという考え方です．本態性振戦では，感覚運動皮質が単に中継点と考えられますけれど，ミオクローヌスは明らかに感覚運動皮質の興奮性が変化して起こっている．それから大脳基底核．線条体はパーキンソン病の振戦を初めとして，ジストニー，アテトーゼ，舞踏運動などの発生に関係してくると考えられます．

第5章
舞踏運動

柴﨑 いろいろな不随意運動，例えば一口に振戦といってもいくつかの種類がありますように，舞踏運動といっても本当に1つの概念かどうかはかなり難しいのですね．代表的なものとして小舞踏病と大舞踏病がありまして，小舞踏病の代表としてリウマチ熱に基づくものがあります．**動画37**は私がまだ若い頃九大にいたときの症例です．ご覧いただきたいのは足先とか指がピクッと動きますので，ご注意いただきたいと思います．この小舞踏病というのは本当に小さい動きです．口にもあります．だから，よく見ないとわかりません．普通，学校の子どもに多いのですが，小学校の先生が「お宅の子どもはこの頃急に落ち着きがなくなった」と訴えることがあります．これがSydenham舞踏病で，シデナムと発音するのだと思います．1686年にSydenhamという人が記載している．舞踏運動の特徴はまず一応真似しようと思えばできる運動だといわれています．昨日からお話ししていますようなミオクローヌスなどは真似ができないのですね．なぜかといいますと，作動筋と拮抗筋が同時に収縮している状態なので，ちょっと真似しにくいのです．普通，真似しようと思ったら，相反性神経支配が保たれた状態で運動する．それから舞踏運動が真似できるということは，作動筋と拮抗筋のどちらかしか収縮していないことが多い．ということは，普通の運動に近い．それで，真似しやすい．

河村 舞踏運動は何か動作をするときに，そこに重畳するようなかたちで入ってきたりもしますか．

柴﨑 むしろ静止時が多い．結局，普通の動作に似ているので，動作を始めるとその上に乗っかってきてたぶんわかりにくいのだと思います．そういった意味で，舞踏運動というのは本当に皮質を介しているのかどうかがわかっていないです．皮質を介すれば，普通，運動をしたら増強するのです．パーキンソン病の振戦は逆ですが．動画 37 の患者は安静にしていますよね．

　もう 1 つの特徴が，同じ部位に連続して繰り返さないのが特徴なのです．左手に起こったと思ったら，次は右足，右手，左足．これを migrating または migratory と表現します．次々と違う部位に起こるのが舞踏運動の特徴です．真似できる運動．だから，落ち着きがないと先生から言われるのです．極端な場合には，ちょっと叩く動作とか何かいかにも目的があるように見せかけるような感じもあるのです．目的があるように見える．quasipurposive といいます．quasi は疑い．あたかも目的があるように見える，そういう特徴があります．

　Sydenham 舞踏病は最近はあまり診なくなりました．もちろん小児だから私どもは診る機会がないのかもしれません．リウマチ熱ですから，溶連菌の感染で心内膜炎が起こりますので，早期にペニシリンで治療しないといけません．舞踏運動が初発症状として現れるから，やはり怖いですね．

　動画 38 は典型的な全身の大きな舞踏運動です．手足が動いていますけれど，それぞれバラバラに動いている．次々と動く．要するに落ち着きがない．これだけなのです．この方は一応，家族性ですが遺伝子は証明されていないので，Huntington 病かどうかはわかりません．

河村 振戦では緊張状態で不随意運動が強くみられるようになりましたけれど，この場合はどうなのでしょう．

柴﨑 舞踏運動というのは，この方のように座って何もしていないときでも，どんどん起こるでしょう．やはり緊張したら少しは増えますが，運動皮質を介した他の不随意運動とは違います．

河村 私はずいぶん患者さんのビデオを撮ったのですが，Huntington 病の場合はなかなか撮りにくかった覚えがあるのです．むしろカメラの前に

座っていると，不随意運動が起こりにくくなる。

柴﨑　昔報告したことありますが，同じ舞踏病でも有棘赤血球を伴うchorea acanthocytosis の状態では，止めようと思ったらしばらく止めておけるのですね。Huntington病の場合には，むしろ止めなさいと言ったら，余計ひどくなる。ただ，有棘赤血球の病気はめったにみられないので，確定的なことはわからないのです。電気生理学的に記録してそういうことを報告したことはあるのですが(Shibasaki et al, 1982)。やはり先生が言われるように，多少注意と情動と関係があると思います。緊張度とか。しかし，安静時にも起こることが大事な点です。

河村　筋緊張は，低下しますか。

柴﨑　そうですね。普通は低めです。

中島　Huntington 病の典型的な人では，extensibility がすごく亢進している。

柴﨑　Huntington 病でも，若年型はご存じのように筋強剛を呈しますが，普通の場合にはトーヌスはむしろ低いです。この領域で注目されているのは，Huntington 病はその遺伝子が証明されても，表現型が非常に異なることです。あたかも小脳失調症のように見える人があったりします。表現型の多様性(phenotypic heterogeneity)。それと逆に，臨床像は典型的と思っても，遺伝子がそうではない場合もある。これは遺伝子型の多様性(genetic heterogeneity)です。表現型と遺伝型の食い違いというか，多様性ですね。それが注目されています。

中島　千葉に Huntington 病の家系があるのです。田舎の相撲取りの家で，とにかく皆大きいのです。お父さんは180 cm くらいで，息子たちも立派な体格をしている。そのお父さんと弟は典型的な Huntington 病の舞踏運動なのですが，兄は統合失調症と診断されていたのです。まったく不随意運動なしで。河村先生，覚えていますか。

河村　覚えています。家まで行った。

中島　私も家まで行って，包丁で追いかけ回されたことがあります。その方は，結局剖検になった。私は結果を知らないのですが，Huntington病に

は間違いないと思います．でも，先生のおっしゃるとおり表現型としてはまったく違います．

柴崎 ですから，とにかく認知障害のある方になんらかの運動異常があれば，どんな運動障害であっても一応 Huntington 病の可能性は考える．しかし，逆に認知障害がそれほど強くなくても，不随意運動で発症してくることがあるわけですから，そうなると難しくなります．ご存じのように，これは金澤一郎先生が以前にされていた仕事です．結局 30 歳代で発症しますから，それまでに子どもができてしまっているのですね．それこそ優生学に関連したいろいろな問題が起こってくる．

河村 発症するかどうかわかる．

柴崎 それを電気生理や画像を用いて，それこそ遺伝子を調べなくても何か推定できればということです．

　舞踏運動につきましては，先ほども触れたのですが，ミオクローヌスとか振戦というのはわりと単純な運動なのですね．舞踏運動とかジスキネジーになってきますと，だんだん複雑な運動あるいは動作になってくる．そういうものこそ大脳基底核が影響しているように思うのです．単純な筋収縮を呈するものは，むしろ小脳のほうが影響している．そういう面で，大脳基底核が学習されたパターンを蓄積していることと関係があるかもしれません．

中島 私は舞踏運動は，何か動作をすると，そこに重畳するように出やすいのかなと思っていました．今の先生のお話を聞くと，安静時に出やすく，動作を模倣する運動ととらえられるということですね．

柴崎 そうです．極端な場合，不随意運動なのか随意運動かわからないということですね．普通の人でも，落ち着きがない人やいろいろな癖をもった人がいます．それが病気かどうかわからないでしょう．その自然の運動に近いと思うのですね．だから，不随意運動というのは単純な筋収縮から，そうでないパターン形成に至る一連のスペクトルがあるのではないかと思います．

　ご存じのように，こういった遺伝性のものだけではなくて，症候性の舞

踏運動があります．リウマチ熱はもちろん症候性ですけれど，症候性の舞踏運動というのは血管障害をはじめいろいろあります．次は片側舞踏運動（hemichorea）といわれる片側の舞踏運動．これは半側ではなくて，たぶん片側が正しい．これも前の神経学会用語委員会で半側と片側で議論になりました．半側といったら，上下でも半側だろうというのですね．片側といったら，上下ではなくて，左右を表す．それで顔面攣縮でも半側ではなく，片側顔面攣縮というふうに，平山惠造先生が委員長のときに楽しく議論して決められました（笑）．

　動画 39 で見ていただきますのは，舞踏運動とバリズムの中間ぐらいだと思います．左側の上下肢ですね．手先だけ見ますと，多少捻転要素もありますし，はっきり言いまして舞踏運動とアテトーゼが混ざったようなところがあります．これにハロペリドールを投与しますと，次の日からこれが止まる．ハロペリドールというのは，D_2 レセプターをブロックする，D_2 受容体遮断薬ですね．近位部を見ますと，軽いバリズムですね．大脳基底核の不随意運動というのは，ほとんどが単純なものではなく，この方の場合，舞踏運動とアテトーゼとバリズムが混ざったような状態です．血管障害の場合，最初は片側バリズムでも，軽快してくると片側舞踏運動になってくるのです．舞踏運動とバリズムというのは，程度の問題というか，もちろん近位部と遠位部という違いもあるかもしれませんが．

中島　ただ先生，先ほど舞踏運動がいろいろなところにバラバラに起こると言われたけれど，バリズムというのはステレオタイプではないですか．

柴﨑　そうです．病気が両側同時に起こることは，ほとんどない．

中島　それから片側に起こっても，今の人もそうですけれど，同じ運動を繰り返します．

柴﨑　そうです．ですから，舞踏運動とバリズムの違いは，脳血管障害で病型がバリズムから舞踏運動に移行するという点では似ていますが，部位に近位部と遠位部の違いがある．それからバリズムは migratory ではない．また，真似できないことはないけれど，舞踏運動のように自然の運動ではないですね．おそらくこの状態では，作動筋と拮抗筋は，たぶん相反性神

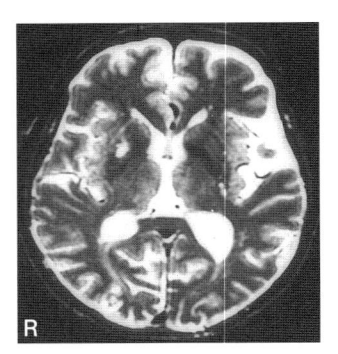

図 28 左上下肢に舞踏運動を呈した症例（動画 39）の頭部 MRI
右線条体に梗塞を認める．

経支配が保たれていない運動もあるかもしれません。でも，普通は保たれているのではないかと思います。一応運動になっています。単純な筋収縮ではないです。

河村 この方の病変は…。

柴﨑 不随意運動は左側でしたね。**図 28** のように，右側の線条体ですが，梗塞は比較的大きいですね。

第6章
バリズム

柴﨑 片側舞踏運動の次に片側バリズム（hemiballism）があります。**動画40**はずっと以前に撮影されたビデオです。左の上下肢のバリズムです。近位筋を中心としたかなり激しい運動です。バリズムは，上肢の場合は物を投げつけるような，足の場合は蹴飛ばすような，不随意運動のなかで最も激しい運動です。

河村 この女性は，視床下核が障害されているのですか。

柴﨑 そう考えられます。ところが，線条体の傷害でも似た状態は起こる。当時はまだMRIがない時代で，わかりませんでしたが。

中島 もう少し激しいバリズムを持ってきました（**動画41**）。この方は病院が嫌いで，この状態で2週間ぐらいしてからやっと病院に来たのです。それも腰が痛いというので，整形外科に来ている。バリズムはあるのだけれど，今みたいに立って歩くことができるのですね。

柴﨑 だから，比較的程度が激しくないですよね。

中島 そうなのですが，逆にいうと随意運動で抑制されてしまうのかなと思うくらいに。

柴﨑 普通はもう歩けるような状態ではないです。寝ていても，激しさのあまりベットの枠から落ちることがありますので，注意が必要です。放置したら，生命に危険を伴いますので，すぐ治療を行うべきです。幸い治療薬が比較的効きます。

中島 あともう1つ，動画41では寝かせると運動の方向が変わります。

河村 この方，病変は出てくるのですか．

中島 それがすべて調べたけれど，視床下核にも他の基底核にも何も出てこない．高血糖でもない．症状はハロペリドールで良くなって，その後消えました．

柴﨑 この人も右手，遠位部を見ると捻るような動作があって，合併していますね．近位筋ではなくて，手が捻じれます．アテトーゼ様というのでしょうか．大脳基底核の不随意運動は，ほとんど複数のものが重畳しているのですね．この方，ジストニーだってないわけではないかもしれない．手も，舞踏運動とアテトーゼの両方の要素がみられますね．

河村 この患者さん，2週間来なかったというけれど，自分は気にしているのですか．

中島 洞察力がないのか，大きな問題が起こっているとは感じていない．人は奇妙な動きだと言っているのだけれど，自分は別に日常生活ができるからいいのだという感じです．

河村 それが1つのポイントだと思うのです．私はJNNP（Journal of Neurology, Neurosurgery & Psychiatry）に発表しているのですが，脳血管性の急性片側舞踏運動（acute hemichorea）で，不随意運動の病態失認を伴うことは結構多いのです．

中島 その症例は知っています．

河村 それだけではなくて，そのあとに3例くらいで昭和大の市川博雄君がまとめているのだけれど，半分くらいある．要するにこんなに激しい不随意運動があるのだけれど，それを自分では気がつかない．逆に否定する．

中島 気がついてないわけではないけれど，あまり気にかけない．

河村 程度はいろいろあるのだけれど，否定する場合もあります．

柴﨑 積極的に否定することがありますか．

河村 あります．1例は左の尾状核の小さな脳梗塞だった．右半身のchoreo-ballistic的な運動で，将棋を指すのです．将棋が趣味の方で，病院で指していた．ところが，思ったところに駒がいかないものだから，横に

置いてしまって将棋が負けちゃう．それで悔しくて何度もやる．だけど，「あんた，やってもだめだから」と言っても否定して，「何もこれは異常じゃない」と言う．それで不思議だなと思っていたら，そういう報告がNeurologyとかにいくつかあるのですね．剖検例まであるのです．私たちが経験したケースは，SPECTを撮ると同側の前頭葉内側の帯状回前部（anterior cingulate）に血流低下がみられて，そこ尾状核のコネクションがたぶん悪いのだろうと考察したのです．というのは，帯状回前部というのは，昔から場合によると痛みの治療などのため，手術で切除したところなのです．だから，それは痛みをなくすのではなく，非常に強い疼痛の病態失認が起こるというふうに考えられています．痛みを気にしなくなるということが起こる．

柴﨑 それは視床下核の傷害による片側バリズムでもあるのですか．

河村 視床下核は報告がありません．線条体です．私たちは3例くらい経験しています．

柴﨑 たぶん典型的なバリズムというか，今の舞踏運動とかアテトーゼとか複雑な運動を合併しますね．その不随意運動の病態失認は左右の違いがあるのですか．

河村 左病変もあるし，右病変もある．両方あります．

柴﨑 motor disturbanceのニグレクトは，それは麻痺のような陰性症状を無視する場合と，不随意運動のような陽性症状を無視する場合もあるということになるのですね．おもしろいですね．それは私はこれまであまり注目したことはないですね．

河村 中島先生が診た患者さん（動画41）は，それがちょっと怪しい．

中島 ただ，この方は病変が出ないのです．

柴﨑 認知症などはないですか．表情を見ると，全体的な印象ですが．

中島 必ずしも詳しく調べたわけではないですが，日常生活でのそういう問題はない方です．病変が出ないという話を，荏原病院の放射線科の井田正博先生にしたときに，「いや，それはMRIの解像力で見える範囲の問題ではないのだろう」と言われました．視床下核なのか，尾状核かわからな

いけれども，微小な病変はおそらくあるのでしょうが，MRI でわかるようなものではなかった。それこそプルキンエの樹状突起は MRI でわからないように，おそらく非常にマイナーな病変が起こったのだと思うのです。急性に起こって，先生が言われるようにバリズムから舞踏運動へという過程をとっているので，典型的な血管障害の片側バリズムだと思ったのですが。残念ながら MRI レベルでは病変を同定できませんでした。

柴﨑 視床下核は，結構ボリュームは大きいのではありませんか。スライスの間隔が長過ぎて，見逃す可能性があるでしょうか。

中島 3 mm の thin slice と指定をして，冠状断と水平断でもねらったのですが，だめでした。

柴﨑 バリズムは最も激烈で，通常は片側で，視床下核の病変だけではなく，線条体でも起こる。付け加えるなら線条体の場合には舞踏運動，それからアテトーゼなどが重畳したかたちが多い。河村先生の言われる線条体の場合には…。先生，被殻ではなくて尾状核と言われましたか。

河村 尾状核。被殻でもあります。先生，時々，左の病変で右に不随意運動が出る，その反対もあるわけですが，同側（ipsilateral）に出ることがありますよね。

柴﨑 そうですか。それは診たことありませんね。何が同側に起こるのですか。

河村 要するに右の病変で，右上下肢の急性片側舞踏運動。2 例，経験しました。それは前に問題にしたことがあるのですが，岩田誠先生は自分も経験があるとおっしゃっいました。

柴﨑 それも私は知りません。どこの病変ですか。

河村 それも線条体です。

柴﨑 同側ですか。それはおもしろいですね。

河村 2 例とも『臨床神経学』に載りました。

柴﨑 何か過去に，もう一方のほうに小さい病変が起こっていた可能性がありますか。

河村 そういう可能性はあります。

柴﨑 それが左右の interaction があって，それがもう一方が障害されたために，過去の機能異常が顕在化してくるということがありますか。本来の pathway としては考えられないことなのですね。anomaly が，先天的な線維連絡の異常があるのかもしれませんね。

河村 でも，大脳皮質で片側バリズムということがよくあって，その時には同側ということはまずありえないです。ただ，大脳基底核病変の場合は不随意運動が同側ということが時にあるのではないかなと思ったのです。

中島 随意運動の場合にだって，必ずしも反対側だけが活性化されているわけではないですよね。それこそ先生のお仕事の運動準備電位（Bereitschaftspotential）についても。

柴﨑 それは随意運動の複雑さによるのです。複雑な状況ですと両側。単純な運動は一側だけ。

中島 運動が複雑か単純かは別として，大脳基底核は運動に直接かかわるというよりも，脱抑性を介して運動が発現しているとすれば，同側の不随意運動みたいな現象を説明できるのかなと思います。

第7章
ジスキネジー

柴﨑 非常に舞踏運動に近い状態として，ジスキネジーがあります(**動画42**)。ジスキネジーという不随意運動は，言葉で定義しなさいといわれますと，一番しにくいのですね。その他の不随意運動は比較的きちんと定義できるのです。だから，分類できないから，waste basket になることがある。しかし，ジスキネジーは限局した部位にみられることが多く，一般に薬物による副作用で出ることが多い。動画42の場合には，口にみられる典型的なものです。やはり舌にもみられると思います。口唇だけではなく舌にもあるから，口舌ジスキネジー(orolingual dyskinesia)と呼ばれる。これは高齢の方によくみられます。剖検例によりますと，小さい梗塞が線条体に多数あるというような報告もあるのですが，普通の画像検査では何もないことが多くて，一番多いのは薬物によるものです。この方の場合は薬物ではなくて，原因不明です。原因不明なのは，高齢の方に多い。特発性(idiopathic)ですね。全体的にジスキネジーは薬物によるものが多いといわれており，よく向精神薬を長期に飲んでいますと，全身にジスキネジーが出て，そうなりますと薬をやめても止まらない状態になることがありますね。

中島 先生，言葉で表現しにくいと言われたけれど，何に一番近いかといった場合，現象としては舞踏運動ではないのですか。

柴﨑 先ほど言いましたように，運動のパターンになっているという点ですね。単純な筋収縮ではないのですよ。

中島　そこで舞踏運動。こういう方は，やはりハロペリドールが著効することがしばしばありますね。

柴﨑　そうですね。高齢の場合は，著効というかある程度効きますけどね。とくにバリズムの場合は，ジアゼパムもいいですし。

中島　私が言っているのは，症候性の舞踏運動の場合にハロペリドールが効くことがあることです。

柴﨑　動画 39 の血管障害の人は，ハロペリドール投与でその翌日から舞踏運動が止まりました。

中島　この口舌ジスキネジーも，時々よく効く人がいますね。

柴﨑　そうです。米国では，tetrabenazine という薬が，よくこういう不随意運動に使われる。日本は，そういう米国で常識的に使われるような薬が使えないのですね。非常に不便なのです。患者さんにとって不幸だと思います。

──　それは先生，よくいわれると思うのですが，どうして日本では使われないのですか。

柴﨑　製薬会社の方には，たびたび言っているのですが，ミオクローヌスでもレベチラセタムといういい薬があるのに，なぜ日本では全身けいれんに対する適用にして，ミオクローヌスに使わないのかということを言うのですが，やはりオーファンドラッグというか，使われる患者の数が少ないのでしょうね。ミオクローヌスでは，治療を要するようなひどい方が少ないかもしれない。ひょっとしたら日本では，無酸素性脳症が少ないのでしょうか。

中島　製薬会社としては，認可を取るだけのコストに見合うような利益がない。

柴﨑　てんかんは多いのでレベチラセタムが認可されるということでしょうか。

　運動によって誘発されるジスキネジーは，昔私たちが研修医の頃には paroxysmal kinesigenic choreoathetosis と呼ばれていたのですが，現在は paroxysmal kinesigenic dyskinesia（PKD，発作性運動誘発性ジスキネジー）と呼

ばれています。これはご存じのように優性遺伝で，やはりお父さんかお母さんにあったことが多い。**動画 43** は 2005 年に NIH で診た患者です。

　この場合，例えば運動会で走る。かなり走ると，どちらかの手に奇妙な運動が起こって，走れなくなる。両側に起こることもあるのですが，普通左右差がある。かなり激しい運動をしないと起こってこない。普通に歩いていても起こらない。走れば起こる。この方に片足跳びをしていただくと，足が曲がってきて，左手も奇妙な姿勢になる。従来 choreoathetosis と呼ばれていた。それでも正しいのではないかと思います。一般にジスキネジーというのは，先ほども言ったように非常に表現しにくいのですね。比較的早い運動で，不規則で一定部位に限局して起こることが多い。口なら口。今のこの方は左右どちらかです。PKD は普通若い男性に多く，女性にも起こりますが，予後がいい病気で，大人になったら自然に治ることが多い。普通，人間というのはこういうものだと理解している方が多くて，一生懸命走ったりしたら，人によってはこうなってくるのだと。よく聞いてみたら，お父さんかお母さんに，「そういえば自分も中学生時代にあったよ」ということが多いようです。かなり頻度は高いと考えられています。これこそ優性遺伝でチャネル異常ではないでしょうか。まだチャネルは同定されておりません。こういう場合，発作ですから，過去によく脳波などによって研究されました。脳波では異常がないのですが，ひょっとしたら大脳基底核に起こるてんかん発作かもしれない。大脳基底核の神経細胞にてんかん性放電が起こったら，このようになるのかもしれません。

中島　この方のジスキネジーも，最初は左に起こって，次には右に起こっていましたね。そういう点でも，皮質を介するというよりはもう少し深い起源のものかもしれない。

柴﨑　皮質を介しているかもしれない。でも，皮質の興奮性の異常は伴っていない状態ではないかと思います。普通のてんかんは，皮質の病気ですから。大脳基底核の SPECT で，発作が起こった直後に大脳基底核の血流を調べた証拠もありまして，大脳基底核に血流が増加しているという報告がまれにあるのです（Zhou et al, 2010 参照）。まだ一般に認められているよ

うな知見ではないと思いますが。

河村 最近では，埼玉医大の荒木信夫先生のところから PET があります。

柴﨑 どこかに報告されていますか。

河村 以前，神経治療学会で発表なさっていました。

柴﨑 それは異常があったのですか。

河村 異常はあった。

柴﨑 PET で血流増加が認められたのですか。

河村 血流増加です。

柴﨑 大脳基底核のスパイクは深部電極でないと拾えません。しかし，これは発作ですから，治療目的で深部電極を入れる意味はありませんが。

河村 抗てんかん薬が非常によく効くのも，1つの特徴です。

柴﨑 これはとくにカルバマゼピンが，本当にわずか 50 mg で効くのです。患者さんに感謝されます。

河村 たぶんこの choreoathetosis という名前をつけたのはまだ比較的最近，1967 年の Neurology の論文です。カナダの Andrew Kertesz です。今は前頭側頭型認知症，Pick complex で有名ですが，彼の最初の報告です。『バナナ・レディ―前頭側頭型認知症をめぐる 19 のエピソード』（医学書院）という認知症の本を私たちは翻訳しているのですが，彼は私の一番親しい海外の先生です。

柴﨑 動画 43 のケースなどはジスキネジーといわなくても，choreoathetosis でもいいですね。病名としては運動誘発性ジスキネジーになっていますが。同じ状態で，運動誘発ではない状態もあり，paroxysmal non-kinesigenic dyskinesia と呼ばれます。それも優性遺伝で，やはりチャネロパチーだと考えられています。そういう場合には，むしろ他の要素がある。運動ではなくて，お酒やコーヒーを飲むとか，ストレスとかいろいろな外因で誘発されると考えられています。てんかんというのは，ご存じのようにいろいろな因子で誘発されるてんかんが多いですが，これは大脳基底核を中心としたそういう発作性疾患で，運動によって誘発されるという点が非常に特異な状態ですね。

河村 ひどい場合は，運動会の「ヨーイ，ドン」の最初で走れないという方がいました。それから診察室で名前を呼んだときに，入ってこないので外に行くと必ず待合室で倒れていて，起き上がろうとしている。そんなのもあるのです。

柴﨑 「ヨーイ，ドン」のときに運動に対する準備(セット)の状態で，飛び出す前に筋はすでに収縮していますので，たぶんそういうことでしょうね。そうでないと，運動誘発にならないですね。そういうのはおもしろいですね。筋が長さを変えないで，長さを変えたらフライングになりますので。(笑)　スターターに見えないようにしておかないと。筋は収縮しているけれど，見えない状態です。

河村 その方は千葉大時代に診断して，今でも私が診ているのです。ずうっと持続性に残っている女性です。程度が重かったのかもしれない。

柴﨑 ヒトの疾患でも，筋肉とか末梢神経のチャネロパチーは実際に研究できるのですけれど，中枢神経の場合にはなかなかチャネルの異常を検出し難い。遺伝子がわかってモデル動物を作れば，検出できるかもしれません。幸い一般的には予後の良い病気なのですね。動画 43 の方もお父さんのほうに若い頃同じ現象があった。

　どんな不随意運動でも心因性(psychogenic)に起こります。**動画 44** の方は背景からして心因性と考えられる。ただ，これを見た場合に本当にそれでいいかどうかというのは，病歴がなければ，なかなか判断するのは難しい。右手の不随意運動は左手を前に出して動かしてもらったら止まる。distraction を見ようとしているわけです。不随意運動というのは，言葉で記載することによっておのずから分類できるのですが，この方の場合はなかなか記載しにくいのですね。背景からは心因性だと考えられる方なのです。分類しようがないので，一応ジスキネジーと呼びましたが。

―― てんかんのことですが，てんかんというのは米国なんかでは普通は neurologist がやるわけですよね。

柴﨑 当然です。

―― ところが日本ではそうではなくて，歴史的に主として精神科が診療

してこられました。

中島 今は相当変わっている。昔は精神疾患と分類されていました。

―― その弊害はありますか。

柴﨑 それは私たちは痛切に感じています。

―― 「あなたはてんかんです」と言われると…。

中島 日本ではそれが stigma になってしまう。

柴﨑 ドイツは昔から神経内科と精神科が非常に近い。日本の精神科の先生でも，ドイツへ留学された精神科医で，てんかんの大家のもとで勉強してこられた方が多いですよね。

　てんかんは機能性疾患ではありますけれど，実際には器質性疾患なのですね。例えば皮質性のてんかんでも大部分の場合に dysplasia という形成異常が見つかりますし。それから側頭葉てんかんでも海馬に組織学的な異常が見つかる。これは変性疾患のように進行性の疾患です。明らかに神経内科的，器質性疾患なのです。だんだん日本でも神経内科，とくに私どもは神経内科領域でてんかんを広めようと努めています。

中島 でも，ずいぶん変わってきています，先生の言われたとおり，病気の原因とかそれこそチャネルとか理論的なこともあって，だんだん科学的に捉えられるようになってきた。一般の場合にまだ stigma もあったのだけれど，それもずいぶん変わった。例えば日本では 2002 年まで免許を取れなかったのです。今は国際的な常識どおり，薬をきちんと飲んでいて発作がないという条件であれば，免許を取れるようになっているから，一般の認識も変わってきたのだと思います。神経内科が変えなければいけないことで，少しは成果が出ていると思うのですが。

柴﨑 不随意運動で動画があったら本当はお見せしたかったのがあるのですが，それはてんかんの一種です。やはり優性遺伝で，夜間の前頭葉てんかんがある。それは要するに夜中にワーッと変な動きをするので，一見心因性のように見えるのです。しかし，脳波では前頭葉の正中部にスパイクが，詳しく検査したら検出される。普通の脳波導出では検出しにくいのですが。それはやはりチャネロパチーだと考えられます。だから，てんかん

のなかに器質性のものとチャネロパチーとが入っていると考えられます。神経内科と脳外科的治療が今は盛んですから。しかし，精神科のほうで非常に大事なのは精神運動発作です。側頭葉てんかんでは，発作がなくても精神症状が非常に強い場合があるのです。普通の病棟では，看護が難しいです。それは精神科でないとできない面がある。精神症状がいっぱいありますからね。そういう面で，看護・治療面では精神科病棟は大事なことだと思います。神経内科で手に負えない。そういう理由もある。

　ですから，今のジスキネジーのところは非常に定義が難しいですが，不規則な比較的早い運動が多いのです。不規則で比較的部位的に限局する場合が多くて，そして圧倒的に薬物による場合が多い。しかし，もしこれをジスキネジーと定義するなら，先ほどの方みたいに家族性の場合もある。それは choreoathetosis と呼んでもいい現象だと思います。ただ，時に心因性と思われるものがありますが，心因性の場合には分類しにくい。動画44の方も分類しにくいですが，先ほどからお話が出ていました incongruous というか，常識では説明できない。変動に富む。それから注意をそらすと消失したり，変化することが多い。それから一番大事なのは，心因性の背景を含めて，総合的に判断しなければならない。

第8章
restless legs syndrome

柴﨑 次はいわゆる restless legs syndrome です。leg ではなくて，手にもくることがあるので restless limb syndrome と呼ばれることもありますが，圧倒的に足に多いです。restless legs syndrome は，夜寝る前でまだ起きているときに多く起こるのですけれど，足がムズムズしてものすごく気持ち悪くなる。そしてもう動かさざるをえないような衝動にかられる。動かしたら，ちょっとリリースされるというか，解放されるのですね。やったと思って…。しばらくすると，またムズムズしてくる。『神経学用語集』では「むずむず脚症候群」と訳されていますか。

河村 それは違います。

中島 むずむず脚症候群というのは，新聞でも取り上げられた。朝日新聞の健康欄に出たことがあったと思います。

河村 ちょっと難しい用語になったのですが，下肢静止不能症候群。

柴﨑 そうしたら，akathisia みたいな感じですか。昔の『神経学用語集』は，むずむず脚症候群でしたか。

河村 でも，『神経学用語集』は第2版でもこれになっていました。

中島 むずむず脚症候群というと，何か自分も当てはまりそうだと。それが新聞に出たら，いきなり患者が増えてしまって（笑）。

柴﨑 多いらしいですよ。全人口の 10％ くらいはあるらしい。

中島 もちろん多いのですが，言葉がわかりやす過ぎて…。

柴﨑 そういう状態の人は，眠ると 10 秒に 1 回ぐらいの頻度で足がピク

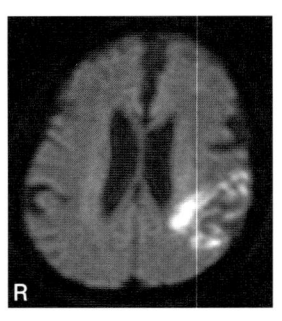

図29 右上肢に不快感と刺激過敏性の restless limb syndrome 様不随意運動を呈した症例（動画45）の頭部 MRI

ピク動くことが多いのですが，本人はわからないのですね。家族しか気がつかないことが多い。寝ている間に足が一定の間隔で動いている。

　動画45の方は，典型的な症例ではなくて，現象として脳血管障害でこれが起こっています。河村先生，経験おありかと思いますが。

　いわゆるムズムズした感じが右上肢にあるのです。足にもあるのですが。これは刺激過敏性で，手を触ったり，動かしたりすると増強する。何もない時もあって，その時は触ったり，動かしたりすると誘発される。

河村　今の下肢の動きは，ちょっと triple flexion みたいな感じもありますね。

柴﨑　この方は脳血管障害で初発症状は右の手に不快感というか，変な感じがする。そして，他覚的には全種感覚が右の手で落ちていまして，とくに関節位置覚も消失しているのです。その他に hyperpathia というか，ちょうど視床痛のような感じの異常な痛みがあり，ご本人はそういう不快感があって，触ったり，動かしたりすると，今のような運動が出てくる。

中島　病変は thalamus（視床）ですか。

柴﨑　病変は頭頂葉でした（**図29**）。しかし，感覚も脱失していますので，一応中心溝の近くまでは傷害されているわけです。こういう症例を私は診たことないものですから，皮質病変による不随意運動というのは，そ

れほど多くないですね．そういう頭頂葉病変に基づく静止不能症候群ではないかと．これも強いていえばジスキネジーといえないこともないし，分類が難しいですね．

河村 少し違うのですが，Denny–Brown が中心後回の病変で記載した repellent apraxia というのがあるのですが．前頭葉の障害では，把握になるのでしょうね．それで頭頂葉の障害では磁石のプラスとプラスとか，マイナスとマイナスとか，そういう時にはねるようなああいう動きが出る．例えば触ると，手がはねる．そういうのを repellent apraxia と呼称しているのですけれど．要するに「握る」の反対という意味で．あれは少し不随意運動に見えます．

柴﨑 でも，それは触った瞬間だけで，その後連続して起こることはないでしょう．

河村 触った瞬間だけです．複雑な動きではないです．

中島 ちょっと話が別になってしまうけれど，その periodic limb movement，とくに足のですが，睡眠中あるいは寝入りばなによく起こって眠れないという訴えの人もいます．

柴﨑 それが restless legs なのか periodic limb movement なのか．その2つは同じ患者さんに起こってくる．

中島 そういう状態で，今河村先生も言われたけれど，足の periodic limb movement のほうは spinal automatism とよく似た動きですよね．足首が屈曲して，要するに三重屈曲のような動きが多いのではないかと思うのです．

柴﨑 いわゆる屈曲逃避反射(flexor withdrawal reflex)に似ています．非常にピクッと瞬間的な動きなのですね．tonic にならないですね．

中島 確かにそうですね．頸椎症など圧迫性の脊髄病変でも寝入りばなの periodic limb movement がみられます．脊髄圧迫が直接この不随意運動に関係しているかどうかは難しいかもしれないけれど．あと透析患者に結構多いのではないでしょうか．先生はそういう経験ないですか．

柴﨑 透析は私はあまり知らないですけれど，器質性で多いのはやはり多

系統萎縮症（multiple system atrophy；MSA）のように脳幹網様体に異常を呈する状態ですね．一番よくみられるのは，多系統萎縮症だと思います．あるいは脳幹に血管障害が起こった人でもみられます．しかし，何も原因がわからない人も多いのだと思います．特発性の restless legs syndrome について現在，遺伝子が盛んに研究されています（Winkelmann et al, 2008）．一部はやはり遺伝性かもしれませんね．これがチャネロパチーかどうかはわかりません．

　そしてご存じのように，現在 restless legs syndrome とパーキンソン病の関連が一番注目を集めているわけですね．

　動画 46 の方はパーキンソン病です．そしてこの下肢静止不能症候群があって，夜寝る前になると，ムズムズして動かさざるをえない．そして眠っているときには動画のような右足の運動がみられる．グーッと引きずった，tonic というよりも phasic な運動が起こるのです．やはりかなり周期性です．この方の場合，10〜15 秒くらいありますか．こういうふうに本当に周期性なのです．右側のこともあれば，両側のこともある，普通どちらかの足に多いのですけれど．

中島　交代することもあります．右に起こって，次の時には左に起こって．

柴﨑　これを睡眠中周期性四肢運動（periodic limb movement in sleep；PLMS）という．これに L-ドーパが効くのですね．それでパーキンソン病との関係がいろいろ議論されているところなのです．現在の一般的な考え方は，両者は関係ないとむしろ考えられている（Fulda & Wetter, 2008）．なぜかといいますと，こういう患者さんでは，L-ドーパを使ったり，D_2 レセプターに対するリガンドを使ったりする化学画像検査でもパーキンソン病としての異常が認められないし，経過を追跡してもパーキンソン病になることが統計的には少ないとか，そういったことで一応直接の因果関係はないと考えられます．どちらもポピュラーな病気だから．しかも，どちらも L-ドーパが効く．ちなみにこの方は，まず L-ドーパを投与しまして，パーキンソン病は改善しましたが，ムズムズ脚のほうは改善しませんでし

た．しかしクロナゼパムを投与したら，ムズムズ脚も止まりました．

中島　periodic も止まったのですか．

柴﨑　そうです．同時に止まりました．睡眠は神経内科にとって大事な病気になってきた．米国では，てんかんと睡眠の検査と治療は神経内科のドル箱です．人生の 1/3 か 1/4 は眠っているわけですから．

第9章
末梢神経障害に合併する不随意運動

柴﨑 いよいよ末梢神経, final common pathway (最終共通路) に入ります。要するに運動皮質から以下は, final common pathway で本来は単純なシステムになるのです。だから, そこから起こる不随意運動は全部単純なはずです。単純な形は線維束性収縮 (fasciculation) で, 近位筋ですと筋の一部がピクピクするだけですが, これが手の小さい筋に起こりますと手指が動くので, 前角細胞由来の不随意運動になるわけです。末梢神経障害にも合併するのですが, では末梢神経でどういうふうに不随意運動を生じているかということは, まだ十分わかっていないのが実情だと思います。

　例えば**動画47**の方を見てください。これは現在札幌医大の矢澤省吾先生からご紹介いただいた患者さんです。この方は足の指だけでして, 手にはまったくありません。足首は動かなくて, 本当に足指だけなのですね。足指の伸筋と屈筋が交互に収縮している。振戦みたいですが, 不規則です。それほど規則的ではない。何に近いかというのは, 分類が難しくて, 手の指だったら, たぶんアテトーゼみたいなものに近いのかなと思いますが。足の場合, 指が短いですし, 捻転するわけがありません。この方, 一応下肢に痛みを訴えておられまして, 足の指にはこういう動きがあるのですね。現象としては, painful legs and moving toes syndrome。この名前自体が現象をそのまま記載しただけですが, 良い訳語がないのです。

河村 『神経学用語集』では,「痛む足と動く足趾症候群」です。

柴﨑 先ほどの restless legs に似たような用語になりますね。これは Spillane という人が初めて記載したので，Spillane 症候群とも呼ばれます。脚が痛くて，足指が動く。moving toes といいますが，症状そのものずばりですから，要するに分類不能だと思うのですね。普通は末梢神経障害に合併するといわれているのですが，あまりはっきりした因果関係がない。この方はアキレス腱反射は両側欠如しているのです。そして，筋電図，末梢神経伝導速度を検査しますと，L5（第 5 腰髄節）に神経根症を示唆する所見が認められまして，ちょうど椎間板ヘルニアでみられるような根症がある。そして腓腹神経（sural nerve）の感覚神経誘発電位の振幅は低下しております。ある程度時間が経っているわけです。そういう根症に合併した状態だと思います。この運動も一応，L5，S1 の支配筋に認められますので。

中島 ただ先生，両側ですよね。

柴﨑 はい，両方です。左右差が強いですが。この場合，直接その根が刺激状態にあるかどうかというのは別問題ですね。因果関係は，いまひとつはっきりしないです。だから，合併する不随意運動ということです。末梢神経起源ではなく，末梢神経障害に合併する不随意運動として知られている。有名なのは，遺伝性の多発ニューロパチー（polyneuropathy），あるいは自己免疫性の多発神経炎のときに手に振戦が出る。多発ニューロパチーに振戦があるというのはわりと知られていますが，その場合もあまり機序がわかっていないですよね。末梢神経が刺激状態になって起こっているという確証がない。

動画 48 のケースは，はっきりした末梢神経障害がある方で，多発単神経炎の患者さんです。multiple neuritis といいますか，mononeuritis multiplex。しかもこの方では，脱髄ではなくて軸索障害が中心です。痛みも結構ありましたが，Churg–Strauss 症候群を示唆する組織所見ではなく，やはり自己免疫性と考えられる多発性の単神経炎です。それで関節位置覚と運動覚のどちらも欠如している状態です。ですから，臨床的にはいわゆる偽性アテトーゼ（pseudoathetosis）が考えられる状態なのですが，この方は目をつぶっても開けていてもほとんど同じです。これをどう表現するか…。

河村　教科書的には，目を開けると良くなることが多い。

柴﨑　それは偽性アテトーゼの場合は，当然良くなりますね。手からの感覚情報が入らないから，ふだん目で補正している，そして目をつぶるとこういう運動が起こる。ところが，この方は変わらない。普通，偽性アテトーゼは少し捻れた姿勢を示しますけれど，そんなにまで動かないのです。この方は，やはり不随意運動です。単に偽性アテトーゼではないのですね。

中島　偽性アテトーゼのもう1つの鑑別方法として，空中ではなく机の上に手を置けば，静止しているというのがあります。

柴﨑　それは，もし触覚が残っていればですね。

中島　私の考えでは，手が空中にあるから不安定なのであって，机の上に置いてしまえば積極的な運動はないというのが，アテトーゼとの鑑別というか違いと説明されてきた。しかし，こういう人は，机の上に置いても動くと思うのです。偽性アテトーゼといわれていても，ただ感覚入力が悪いだけという理解では説明できないのではないかと思うのです。

柴﨑　一般に典型的な偽性アテトーゼを示す例があることは確実です。その場合は，手を机の上に置いたら，触覚が残っていれば，触覚刺激で今度は位置が補正できますので，視覚と同じです。普通は両方一緒に障害されることが多い。この方は，要するに不随意運動ですね。偽性アテトーゼではない。運動としてはアテトーゼと呼んでもいいかもしれないですが。sensory athetosis という言葉があれば，当てはまるかもしれませんね。感覚障害があることはあるのでして，どういう機序で起こっているかわからないのです。

河村　先生，この sensory の意味は，どういう意味なのですか。

柴﨑　単に感覚障害に伴うという意味で，深い根拠はありません。

河村　いわゆる深部感覚障害。

柴﨑　そうです。sensory athetosis という言葉はあまり良くないと思いますが。

河村　sensory ataxia なんかと同じような考え…。

柴﨑　ataxia（運動失調）は随意運動の障害ですものね．ataxia ももちろんあるかもしれません．指鼻試験でも運動自体を記載すると捻じれるという要素はないですね．だから，アテトーゼでも変なのですが．動画では一応失調症もあると思うのです．もちろん目を開けた状態なのです．

中島　この状態では，小さいけれど振戦という表現もできそうです．

柴﨑　そういう要素もあるでしょうね．

中島　先生が先ほど言われたように Guillain-Barré 症候群でも慢性炎症性脱髄性多発ニューロパチー（chronic inflammatory demyelinating polyneuropathy；CIDP）でも，かなり激しい振戦が出てきて，現象としては一見それこそ企図振戦みたいに見えるようなものがあります．臨床的に調べた範囲では，小脳遠心系に異常はなく，sensory input になんらかの問題があって出ているのだろうと，末梢のメカニズムで考えざるをえないようなケースもあると思うのです．

柴﨑　こういう場合，末梢神経障害の結果として，やはり中枢神経にそういう異常な機序が二次的に起こっていると考えるほうが，説明しやすいかもしれない．

中島　やはり中枢を介して起こっている．

柴﨑　末梢神経そのものだったら，もっと単純に，けいれんやミオクローヌスなど，あるいは fasciculation とか，単純な運動になるはずなのですが．むしろ複雑な運動になっているので，案外中枢で二次的に可塑性変化というか，起こっているのかもしれません．

中島　最終的には，やはり皮質を介して起こっている可能性があるのですか．

柴﨑　末梢神経障害に合併する不随意運動は機序が不明で，未解決の部分です．

第10章
不随意運動のまとめ

柴﨑 先ほども申しましたように，不随意運動が記載されたのはほとんどの場合が今から100年以上も前です(**表1**)。極端な場合はSydenhamによる1686年に記載された古いものもあります。日本では江戸時代に当たり，はるか前に記載されているわけですよね。チックはおそらく前にもあったのでしょうけれど，Touretteによる記載は1885年です。オリジナルのペーパーでどれも実に詳しく記載されているのです。オリジナルの記載に匹敵すると思われる現象を，後世の人がその著者の名前をつけて呼んでいるのですが。1つの不随意運動をとりましても，種類と広がりがあって，しかもお互いの間に共通点もある。また，同じ患者でも複数の不随意運動をもっている人もあるということで，この分類の意義は，再検討する余地があると思われます。あるいは少なくとも，ある不随意運動については再検討する価値があるかもしれません。いずれにしても，私の考えとして

表1 不随意運動の記載

振戦	Sylvius, 17世紀；Parkinson, 1817
ミオクローヌス	Friedreich, 1881
舞踏運動	Sydenham, 1686；Huntington, 1872
バリズム	Greiff, 1883
アテトーゼ	Hammond, 1871
ジストニー	Oppenheim, 1911
チック	Gilles de la Tourette, 1885

は，やはりあくまでも観察に基づいて分類すべきであって，検査をやってわかったからこうだと分類し直さないほうがいいかもしれない〔図20（53頁）〕。これは現象論でありますから。機序の面で他の不随意運動と共通点があっても，発生機序としてそういうふうに理解したほうがいい。分類（名称）をわざわざ変える必要はないのではないかと思います。

　要点としては，まず時間的な要素に注目すること。それからあとは各運動のスピードですね。どのくらい激しいか，ゆっくりしているかということと，どのくらい複雑か，単純か，あるいは捻転性の要素があるかということ。だから，今から神経内科を始める若い人に指導する場合には，不随意運動というのは詳しく見て，それをそのままカルテに記載する。単に舞踏運動だとか書いてはいけない。どこがどう動いているかということを記載すると，おのずと最後に結論が出るということです。既成の不随意運動に当てはめようと一生懸命考えることは，非常に無理があるのです。精神的にそういう努力をすると，苦しくてジストニーになってしまう（笑）。

　先ほど言いましたfinal common pathwayは，運動皮質から皮質脊髄路を通って，運動神経，筋という構成になっています。この経路から起こる不随意運動は比較的単純なものですが，先ほど言いましたように，末梢神経の病気に起こるものは必ずしも単純ではない。それは直接の因果関係がないからかもしれません。また，二次的に中枢神経系に問題が起こっているのかもしれません。私たちが学習するときは最初単純な運動しかできないですが，だんだん複雑になってきて，パターンが形成されます。その学習には，普通小脳が重要と考えられますが，形成されたパターンは大脳基底核に保存されることになります。これまでわかっているのは，小脳に異常があるという病気がいくつかあって，本態性振戦をはじめ，ミオクローヌスのとくに優性遺伝を示す家族性ミオクローヌスてんかんの一種（BAFME, 42頁参照）ですとか，あるいは昔からRamsay Hunt症候群といわれた，今ですとUnverricht-Lundborg病とかLafora病とか，そういったすべての進行性ミオクローヌスてんかんは，小脳に組織学的異常が起こることが多く，その場合は運動皮質の興奮性の変化を来して，先ほどのfinal common pathway を通って現れる。大脳基底核の場合には，かなりパターン化された運動や動作そのものが不随意運動となって現れることが多いということになってくると思います。

　脳幹だけは例外でして，これはこの final common pathway に関係なく皮質脊髄路を通りませんので，例えば呼吸中枢に異常が起こったら，呼吸筋の周期性不随意運動が起こるし，例えば小脳に炎症が起こって眼球運動の中枢に burst が起こったら，眼球の激しい運動（opsoclonus）が起こる。これも皮質を介さないで起こる。あるいは反射性にびっくり病が起こる。

　大脳半球に起源した運動は，多くの場合，運動皮質を介して起こるものではないかと考えられますが，証明されていないのは舞踏運動ですね。おそらく，Huntington 病の人にもし脳血管障害が起こって片麻痺が起こったときに，そちら側で舞踏運動が消えれば内包を通っているわけです。私たちが知っている範囲では，小脳から直接脊髄に降りてくる線維というのはないわけで，小脳に直接起源したミオクローヌスというのはないと思います。全部大脳皮質か脳幹を介している。大脳基底核からは一部，例えば先ほどお見せしたミオクローヌス・ジストニー症候群というのがあるのですが，ああいう場合のピクッとする動きというのは，ジストニーを伴っている場合には，ひょっとしたら基底核が関係あるかもしれないのです。Creutzfeldt–Jakob 病にみられる周期性の dystonic myoclonus のような運動も，ひょっとしたら基底核が関連しているかもしれません。ただし，もちろん皮質を介している可能性も否定できません。本日私が不随意運動についてお話させていただいた内容は，次のようにまとめられるかと思います。

1. 大部分の不随意運動は今から100年以上前に記載された。電気生理学的検査が現れたのは1920年代の後半。したがって，不随意運動の分類は検査所見にかかわらず，臨床的観察に基づいてなされたほうが妥当である。
2. 不随意運動には複数の不随意運動の特徴を備えているものがまれでないので，既成の概念に当てはめて分類しようとすることは必ずしも有

効ではない．むしろその現象の正確な記載が大事である．
3. ほとんどの不随意運動が薬物によって誘発されうる．
4. 心因性の不随意運動はまれではない．その診断にはとくに心因となるような背景因子の存在が大事である．
5. 脳幹・脊髄・末梢神経起源のものを除けば，不随意運動の大部分は感覚運動皮質を介して起こっている可能性が高い．しかし，感覚運動皮質の関与の仕方は不随意運動の種類によって異なる．
6. 上記4に関連して，多くの不随意運動は随意運動またはその企図によって著明な影響を受ける．ただ，なぜある不随意運動は随意運動によって抑制され，あるものは増強されるかは未解決である．

第11章
肢節運動失行

河村 今までの話の流れからいうと，感覚運動皮質の障害でどんな症状が起こるかが問題になると思います。**動画49**の方は左の中心後回が病変の中心です。右手に症状が出てくる。道具を用いない動作でも拙劣です。

柴﨑 筋力とか筋トーヌス，深部腱反射はどのような状態ですか。

河村 筋力は正常です。トーヌスも異常ありません。腱反射は左右差がありません。

柴﨑 感覚障害はないですか。

河村 感覚障害があって，右側の手足の感覚障害はオールモダリティの障害です。

柴﨑 やはり偽性アテトーゼがみられるような状態ですか。

河村 そういうような状態です。

柴﨑 確かに拙劣ですね。

河村 この拙劣さを肢節運動失行と呼んでいます。

柴﨑 それから病変は，運動前野にも及んでいますか。

河村 あまり及んでいません。

柴﨑 病変と中心溝との関係はどうですか。

河村 左中心後回の皮質・皮質下で，他のスライスで同定しないとわからないです。もう少し上のスライスで見ると，ほぼ中心後回に限局している。この方は不思議なのですが，当初左病変で同側の左手にも症状がありました。

中島　今でも多少あるようですね。

柴﨑　しかし，その場合はいわゆる交感性失行（sympathetic apraxia）という状態で，運動前野にかかった場合に起こると思いますが，中心後回だけで起こりますかね。

河村　それは難しいところなのですが，今まで中心後回だけで起こったケースというのは，私は経験していなかったのです。この方が初めてです。

柴﨑　皮質下ですね。

河村　皮質と皮質下。

柴﨑　中心溝の底辺は…。

河村　そこも異常はないと考えています。

柴﨑　中心前回はまったく問題ない。

河村　問題ないです。中心前回と中心後回を結ぶ皮質下の限局病変というのを見たことがあるのですね。ほとんどないです。

柴﨑　この場合も，だから中心後回から中心前回への線維連絡が障害されている可能性がありますね。

河村　それが一番大事なところだと思います。

柴﨑　それでも左手も悪かったということは，どのような機序でしょうか。さらにまた脳梁との関係はどうでしょうか。

河村　交連線維に関与しているのかもしれないし。肢節運動失行のペーパーで1つだけdominancyと考えているのがあるのですね。左にdominancyがあるという論文が，兵庫医大から出ているのです。英文ですが。それでは左病変では両手。右病変では左手だけとなっている。

柴﨑　この場合は，頭頂葉から運動前野への線維連絡が病変によって傷害されていると思われますか。

河村　傷害されている。

柴﨑　そうすると，説明がつく。その場合は，なぜ左手がすぐ回復したかということになりますね。

河村　そうですね。左手も悪いです。

柴﨑　この場合，ジェスチャーとか動作は正常にできるのですか。

河村　いや，そんなことはないです。同じような障害があとで出てくる。

柴﨑　そのジェスチャーでも，その動作をどうやっていいかわからないというものではなく，単に拙いということなのですか。

河村　そうですね。そういうことだと思います。

柴﨑　肢節運動失行が重なっているということですね。これは手の指のpostureも異常ですね。

河村　異常だと思います。主訴はポケットに手を入れられない。ボタンをはめられない。それから手袋に手指が入らない。

柴﨑　SEP（体性感覚誘発電位）が記録してありますか。

河村　記録はしていません。

柴﨑　完全に中心後回が障害されていますね。貴重なケースですね。

河村　中心後回病変の場合は正常に手袋に指を入れることができることが多いのですが，この方の場合はあまりその視覚の代償が効かなかったのです。

柴﨑　河村先生，この場合，頭頂葉からのいわゆる縦方向の線維連絡が遮断されたためか，あるいは感覚低下のためか，その病変が両方を傷害している場合に，どちらかという解釈になりますね。この場合，視覚が関係していないですから。

河村　そういうことです。頭頂葉から前頭葉にいっている場合もあります。

柴﨑　それは何か証明する方法はないですか。

河村　生理学的に何かないですか。

柴﨑　たぶん，磁気刺激を使って，ある領域を刺激して他の領域から記録するというのがある。

河村　花川隆先生でしょうか。何かやっている。

柴﨑　京大の松本理器先生は皮質の電極を用いて行っています。外からもできるとよいのですが。磁気刺激でやっているグループもありますが，難しいと思います。刺激して記録するのは…。

中島 刺激のアーチファクトが入ってしまいますね。

柴﨑 しかも，いわゆる弓状線維束（arcuate fasciculus）というのですか，それはなかなか証明できにくい。ただ先生，拡散テンソルトラクトグラフィー（diffusion tensor tractography）を使ったら，遮断を証明できるかもしれないですよ。非常に貴重な症例です。

河村 だから，そこの部分を失行と現象学的に呼んだのでしょう。その理由が大事だと思います。手袋に左手はちゃんと入れられる。右手は入れられない。この人は，何度も何度もやろうとするのはおかしい。それからこれとほぼ同じ現象は中心前回病変でも起こって，運動麻痺がなくて，こういう拙劣になることがあって fiber connection の障害であろうという傍証になるのですね。

柴﨑 この人は模倣はどうなのですか。

河村 模倣も障害があります。手指模倣ができないのです。左手も障害がありますが，左右で程度の差はあります。右手は左手に注意が移っていると，何か不随意に動いているのです。

柴﨑 distraction の反対ですね。distraction しようとしてもむしろ増強している。

中島 やはり余計な output が常にあるということでしょう。きちんと抑制できていないから手袋もそうだけれども，不随意運動ではないが，邪魔な運動も入ってしまっている可能性がある。

河村 それは不随意運動とはいわない。

中島 普通はいわないでしょう。でも，いってもおかしくないかもしれない。

柴﨑 だから，中心後回の場合には limb-kinetic apraxia が非常に証明しやすいですね。普通は中心前回だと，運動麻痺と一緒に起こってしまいますからね。しかし，この場合は非常に印象的な症例ですね。

河村 最初の記載は，1882 年，Westphal という人が記載したのですが，それを Liepmann が引用しています。Liepmann 自身は症例提示をしていないのです。Westphal の論文を読むと，病巣の中心は中心後回にあります。

剖検例です。体性感覚障害はオールモダリティにみられていて，この症例によく似ている。

柴﨑 この左手の模倣もできないというのは，ドラマチックですね。

河村 それが問題なのです。今までこうではなかったのですが。

柴﨑 むしろこの人の左手は，普通の動作より模倣のほうが難しいですね。

河村 先ほどの手袋をはめるのよりも，模倣のほうが下手です。右手でわかっているから手伝う。逆に手伝っている。

中島 先生のスキムにあった歯状核-赤核-視床から皮質へのpathway，あるいは大脳基底核からthalamusを介してcortexへ。

柴﨑 基底核と小脳からの投射は視床中継核を介していずれも運動皮質の広汎な領域に達するのですが，とくに前者は二次運動野へ，後者は一次運動野への入力が主体と考えられています。視床感覚核からの投射は主として感覚皮質へいってから4野にいくのです。

中島 そちらが機能的にも重要。

柴﨑 それがメイン。

河村 **動画50**は道具の実使用。

柴﨑 どうやって使うか，苦労されているようですね。

河村 使い方も正確ではない。ただ，金槌はあまり障害は目立たない。あとでドラマチックに障害が見られる。

これは岩村吉晃先生が体性感覚野を壊したサルにやったのと同実験です。ビーカーの中のボールを取り出そうとしていますが，これができない。非常に難しいです。

柴﨑 ビーカーの外にボールを出している場合は，どうなるのですか。

河村 やはりつまめません。でも，ビーカーがあったほうが，よりつまめない。でも左手だと，簡単に取れてしまう。

柴﨑 ビーカーの中は隠れて見えないのですか。

河村 ちゃんとは見えません。

柴﨑 ポケットの中と一緒ということですね。

河村 そういうことです。次は漏斗です。指の筋力を見るのは結構難しいのですが，異常ないですね。力入れられるように工夫するとか。

中島 これは左手はずいぶん上手ですね。同じ時期ですか。

河村 同じです。だから，道具使用はいい。模倣やコインをつかむのは，とても下手なのですね。肢節運動失行を診るためには，これが一番簡単にできる検査かもしれない。指の格好がおかしい。左手はつまめる。

柴﨑 左手は先ほどの模倣とずいぶん乖離がありますね。左手は模倣が難しいですね。

河村 もう少し時間が経って，やがて左手はまったく正常になってくる。

柴﨑 こんなドラマチックなケースは見たことないです。

河村 肢節運動失行(河村ら，2008)に入れるのを忘れたので。そういうことで供覧ということをしました。いろいろありますが，基本的には同じです。

── いろいろな先生から，どうして次から次に新しい症例報告を手に入れることができるのかと，聞かれることが多いと思いますが，どうしてですか。

河村 わかりません。とにかくある症例に夢中になっていると，必ず患者さんが来ます。熱が冷めると来ない。

柴﨑 一般の外来とかでは，そういう症例があっても見逃している可能性もあるのですね。専門家は見逃さないということもある。中心後回に病変があった場合に，普通は興味をもって診ます。しかし，具体的な日常動作の検査をしなければわからない。単純な感覚検査，筋力検査をやって終わりということになってしまう可能性があるけれど，患者の訴えを聞いたら，やはり病歴が大事ですよね。

河村 病歴が大切です。

柴﨑 主訴と病歴。普通の診察では，感覚障害だけということになると，見逃している可能性がある。

── それはやはり平山惠造先生の教育とは関係ないですか。

河村 すごく関係あるのではないでしょうか。

中島 それはそうです。師匠だから。

河村 平山先生のお仕事で，大事なのは平山病でしょう。平山病は，病歴を整理していて，ALS とされていた症例の中に若年の一群があることに気がついた。それが結局平山病であったわけです。私が肢節運動失行の研究をしているときには一緒に患者さんを診ていました。これは運動失調とはいわないのかね，と言われた。そうすると，答えに窮するのですが。というのは，parietal ataxia という言葉があって，中心後回の病変による，parietal ataxia という症候があるのです。

柴﨑 ataxia は例えば各運動に協調する筋が協調を保てない場合と，計測障害がある。リズムの障害もある。そういった ataxia の要素を分析した場合に，その症例ではもう少し高次の異常だと考えられますね。こういうケースは論文にされたのですか。

河村 ずっと前に論文にしました。合計 10 例くらいは経験しているのです。中心前回と中心後回と両方それぞれ。中心後回病変のほうは多いですけれど。

柴﨑 先ほどまとめのところで言い忘れたのですが，1 人の患者さんで複数の不随意運動をもっている人があったり，不随意運動のなかに移行型があるのです。たとえばミオクローヌスともとれる振戦など…。そういうことがしばしばあるので，患者さんを診た場合に既成の概念に無理に当てはめる必要はないのではないかということです。苦労して，自分はミオクローヌスと思うとか，いやこれだと思うとかいっても，欧米のこの領域の著明な方が 5 人集まったら，それぞれ違うことを言われる。そのくらいですので，若い方にもし指導する場合は，無理して既成概念に当てはめなくてもいい。ただ，記載は正確にしておく。治療を行う段階で，何に近いかということは大事になってくる。それによって治療が違ってくるのではないかと思います。それを付け加えておきます。

―― 本日はどうもありがとうございました。

参考・引用文献

Deuschl G, Toro C, Valls-Sole J, et al：Symptomatic and essential palatal tremor. 1. Clinical, physiological and MRI analysis. Brain 117：775-788, 1994.
Elbert T, Candia V, Altenmuller E, et al：Alteration of digital representation in somatosensory cortex in focal hand dystonia. NeuroReport 9：3571-3575, 1998.
Fulda S, Wetter TC：Where dopamine meets opioids：a meta-analysis of the placebo effect in restless legs syndrome treatment studies. Brain 131：902-917, 2008.
Hashimoto S, Kawamura J, Yamamoto T, et al：Transient myoclonic state with asterixis in elderly patients：a new syndrome? J Neurol Sci 109：132-139, 1992.
Ikeda A, Ohara S, Matsumoto R, et al：Role of primary sensorimotor cortices in generating inhibitory motor response in humans. Brain 123：1710-1721, 2000.
井上学，美馬達哉，小島康裕，他：本態性振戦にパーキンソン振戦が合併した1例．臨床神経学 47：413-418, 2007.
梶龍兒（編）：不随意運動の診断と治療―動画で学べる神経疾患．診断と治療社，東京，2006.
Kane A, Hutchison WD, Hodaie M, et al：Enhanced synchronization of thalamic theta band local field potentials in patients with essential tremor. Exp Neurol 217：171-176, 2009.
Kang SY, Sohn YH：Electromyography patterns of propriospinal myoclonus can be mimicked voluntarily. Mov Disord 21：1241-1244, 2006.
Katayama Y, Kano T, Kobayashi K, et al：Difference in surgical strategies between thalamotomy and thalamic deep brain stimulation for tremor control. J Neurol 252（Suppl 4）：IV17-IV22, 2005.
河村満，山鳥重，田邉敬貴（編）：神経心理学コレクション 失行．医学書院，東京，2008.
Lance JW, Adams RD：The syndrome of intention or action myoclonus as a sequel to hypoxic encephalopathy. Brain 86：111-136, 1963.
Louis ED, Honig LS, Vonsattel JPG, et al：Essential tremor associated with focal nonnigral Lewy bodies. A clinicopathologic study. Arch Neurol 62：1004-1007, 2005.
Louis ED, Vonsattel JPG, Honig LS, et al：Neuropathologic findings in essential tremor. Neurology 66：1756-1759, 2006.
Lu CS, Ikeda A, Terada K, et al：Electrophysiological studies of early stage corticobasal

degeneration. Mov Disord 13 : 140-146, 1998.

目崎高広, 梶龍兒：ジストニアとボツリヌス治療. 改訂第 2 版, 診断と治療社, 東京, 2005.

Molnar GF, Pilliar A, Lozano AM, et al : Differences in neuronal firing rates in pallidal and cerebellar receiving areas of thalamus in patients with Parkinson's disease, essential tremor, and pain. J Neurophysiol 93 : 3094-3101, 2005.

Muente TF, Altenmuller E, Jancke L : The musician's brain as a model of neuroplasticity. Nat Rev Neurosci 3 : 473-478, 2002.

Nardocci N : Myoclonus-dystonia syndrome. Handb Clin Neurol 100 : 563-575, 2011.

音成龍司, 黒田康夫, 小田健一郎, 他：反射性脊髄ミオクローヌスの 1 例. 臨床神経学 25 : 408-411, 1985.

日本神経学会用語委員会（編）：神経学用語集, 改訂第 3 版, 文光堂, 東京, 2008.

鷲坂英輝, 柿木隆介, 柴﨑浩, 他：刺激過敏性髄節性脊髄ミオクローヌスの一例. 臨床神経学 29 : 310-314, 1989.

Shibasaki H, Sakai T, Nishimura H, et al : Involuntary movements in chorea-acanthocytosis : A comparison with Huntington's chorea. Ann Neurol 12 : 311-314, 1982.

Shibasaki H, Ikeda A, Nagamine T, et al : Cortical reflex negative myoclonus. Brain 117 : 477-486, 1994.

Shibasaki H, Hallett M : Electrophysiological studies of myoclonus. Muscle Nerve 31 : 157-174, 2005.

Shibasaki H : Myoclonus and startle syndrome. In Jankovic J, Tolosa E(eds). Parkinson's Disease and Movement Disorders, 5th ed, Lippincott Williams & Wilkins, Philadelphia, pp 377-386, 2007a.

Shibasaki H : Myoclonus. In Schapira AHV(ed). Neurology and Clinical Neuroscience. Mosby, Philadelphia, pp 435-442, 2007b.

柴﨑浩：振戦の臨床生理. 神経内科 71 : 442-452, 2009a.

柴﨑浩：神経診断学を学ぶ人のために. 医学書院, 東京, 2009b.

Shibasaki H, Thompson PD : Mildestones in myoclonus. Mov Disord 26 : 1142-1148, 2011.

Shibasaki H : Cortical activities associated with voluntary movements and involuntary movements. Clin Neurophysiol 2011(in press).

Terada K, Ikeda A, Mima T, et al : Familial cortical myoclonic tremor as a unique form of cortical reflex myoclonus. Mov Disord 12 : 370-377, 1997.

Timmermann L, Gross J, Dirks M, et al : The cerebral oscillatory network of parkinsonian resting tremor. Brain 126 : 199-212, 2003.

Ugawa Y, Shimpo T, Mannen T : Physiological analysis of asterixis : silent period locked averaging. J Neurol Neurosurg Psychiatry 52 : 89-92, 1989.

van Rootselaar AF, Aronica E, Jansen Steur EN, et al : Familial cortical tremor with epilepsy and cerebellar pathological findings. Mov Disord 19 : 213-217, 2004.

van Rootselaar AF, van der Salm SMA, Bour LJ, et al : Decreased cortical inhibition and yet cerebellar pathology in 'familial cortical myoclonic tremor with epilepsy'. Mov Disord 22 : 2378-2385, 2007.

Wang S, Aziz TZ, Stein JF, et al : Physiological and harmonic components in neural and muscular coherence in Parkinsonian tremor. Clin Neurophysiol 117 : 1487-1498, 2006.

Wilson SAK : Progressive lenticular degeneration : a familial nervous disease associated with cirrhosis of the liver. Brain 34 : 295-509, 1912.

Winkelmann J, Lichtner P, Schormair B, et al : Variants in the neuronal nitric oxide synthase (nNOS, NOS1) gene are associated with restless legs syndrome. Mov Disord 23 : 350-358, 2008.

柳澤信夫, 柴﨑浩：臨床神経生理学. 医学書院, 東京, 2008.

Young RR, Shahani BT : Asterixis : one type of negative myoclonus. Adv Neurol 43 : 137-156, 1986.

Zhou B, Chen Q, Zhang Q, et al : Hyperactive putamen in patients with paroxysmal kinesgigenic choreoathetosis : A resting-state functional magnetic resonance imaging study. Mov Disord 25 : 1226-1231, 2010.

和文索引

あ

アステリクシス　28, 29, 48
アテトーゼ　81
アマンタジン　54
アロチノロール　33
亜急性硬化性全脳炎　69
安静時振戦　1

い

遺伝子型の多様性　87
遺伝性ミオクローヌス・ジストニー症候群　69
痛む足と動く足趾症候群　111
意図動作時運動過多症　37
陰性ミオクローヌス　48, 55

う・お

兎の口症候群　7
運動緩慢　11
運動皮質　7, 51
横隔膜フラッター　62

か

カルバマゼピン　100
下オリーブ　83
下肢静止不能症候群　105
家族性ミオクローヌスてんかん　116
外側腹側核　23
拡散テンソルトラクトグラフィー　122
肝性脳症　30

感覚運動連関　76
丸薬丸め運動　5
眼球クローヌス　60, 117
眼瞼攣縮　79
眼振　36

き

企図振戦　32, 36
偽性アテトーゼ　112
弓状線維束　122
急性片側舞踏運動　92, 94
筋強剛　5

く・け

クロナゼパム　19, 109
屈曲逃避反射　107
原発性書字振戦　71

こ

コヒーレンス　9, 19
呼吸筋フラッター　61
固縮　5
口蓋振戦　61, 63
口蓋ミオクローヌス　60, 61
口舌ジスキネジー　97
交感性失行　120
後吻側腹側核　23
高血糖　41
骨格筋ミオクローヌス　63

さ

最終共通路　111

し

ジスキネジー　97
ジストニー
　——，局所性　71
　——，全身性　67
肢節運動失行　119
姿勢振戦　5,13,28
脂質症　48
視床　22
視床下核　9
自発性ミオクローヌス　56
斜頸　77
手指模倣の障害　122
周期性同期性放電　67
書痙　71
小脳　82,116
小舞踏病　85
触診　15
心因性　38,41,57,59,101
振戦麻痺　3
進行性ミオクローヌスてんかん　116
深部脳刺激療法　18

す

スルピリド　6
吹管ジストニー　73
睡眠中周期性四肢運動　108

せ・そ

静止時振戦　1
生理的振戦　13
青斑核　27,81
脊髄起源のミオクローヌス　57
線維束性収縮　111
奏楽手痙　72,75

た

多系統萎縮症　107
多発性硬化症　34
多発ニューロパチー　112
帯状回前部　93
大脳基底核　79,83,88,116
大舞踏病　85
淡蒼球内節　23
断綴性発語　36

ち

チック　59
チャネロパチー　17,44,54,64,83,100,102
遅発性ジストニー　77
中間腹側核　22

て

てんかん　101
てんかん性ミオクローヌス　48

と

トゥレット症候群　60
トリヘキシフェニジル　6
等尺性収縮　13
等張性収縮　34
頭頂葉　106
動作時振戦　34,36
動作特異性　78
道具の実使用の障害　123

に・の

尿毒症　55
脳幹　117
脳幹起源のミオクローヌス　60

は

ハロペリドール　89, 98
バリズム　89
パーキンソン病　1, 20, 108
羽ばたき振戦　29
歯車様強剛　4

ひ

ヒステリー　40
びっくり病　64, 117
皮質基底核変性症　44
皮質性ミオクローヌス振戦　43
皮質反射性陰性ミオクローヌス　51
皮質反射性のミオクローヌス　56
皮質ミオクローヌス　48
表現型の多様性　87
平山病　125

ふ

不随意運動
　——の記載　115
　——の特徴に基づく分類と診察の手順　53
　——のまとめ　117
舞踏運動　85, 117

へ

片側強剛無動症候群　45
変形性筋ジストニー　71

ほ

ボツリヌス治療　73

発作性運動誘発性ジスキネジー　98
発作性運動誘発性舞踏アテトーゼ　70
本態性振戦　13, 16, 17

み

ミオクローヌス　47
ミオクローヌス・ジストニー症候群　117
ミトコンドリア脳症　48

む・も

むずむず脚症候群　105
無酸素性脳症後のミオクローヌス　52
モーターニューロンプール　4

よ

陽性ミオクローヌス　48

ら・り

良性成人家族性ミオクローヌスてんかん　42
良性成人発症のミオクローヌスてんかん　82

れ

レヴィ小体　27, 81
レベチラセタム　52, 98

欧文索引

A

action tremor 34
acute hemichorea 92
anterior cingulate 93
arcuate fasciculus 122
astasia without abasia 78
asterixis 28
athetosis 81

B

βブロッカー 19, 33
benign adult familial myoclonus epilepsy（BAFME） 42, 116
bouche de lapin 7
bradykinesia 11

C

channelopathy 17
Charcotの三主徴 36
choreoathetosis 99
Churg-Strauss症候群 112
cogwheel rigidity 4
coherence 9
cortical myoclonic tremor 43
corticobasal degeneration（CBD） 44, 55
Creutzfeldt-Jakob病（CJD） 40, 67, 117

D

D_2受容体遮断薬 89
deep brain stimulation（DBS） 18
dentato-rubro-pallido-luysian atrophy（DRPLA） 48
diffusion tensor tractography 122
dyssynergia cerebellaris myoclonica 82
dystonia musculorum deformans 71

E

embouchure dystonia 73
epilepsia partialis continua 57
epileptic myoclonus 48

F

familial essential myoclonus and epilepsy 42
fasciculation 111
final common pathway 111, 116
flapping 28
flapping tremor 29
flexor withdrawal reflex 107

G

genetic heterogeneity 87
Gilles de la Tourett症候群 60

H

hemiballism 91
hemichorea 89
Huntington病 86, 117
hyperkinésie volitionnelle 37

I

inferior olive 83

intention tremor　32, 36
isometric contraction　13
isotonic contraction　34

K

kinetic tremor　34
Kojevnikoff 症候群　57

L

L-ドーパ　108
Lafora 病　48, 55, 116
Lance-Adams 症候群　16, 52, 64
Leeuwenhoek 症候群　61
limb-kinetic apraxia　122
locus coeruleus　81

M・N

migrating　86
migratory　86
motor trick　79
multiple sclerosis (MS)　34
multiple system atrophy (MSA)　108
musician's cramp　72
myoclonic cerebellar ataxia　47
nystagmus　36

O

ocular myoclonus　60
opsoclonus　60, 117
orolingual dyskinesia　97

P・Q

painful legs and moving toes syndrome　111
palatal myoclonus　60
palatal tremor　61

palpation　15
paralysis agitans　3
parietal ataxia　125
paroxysmal kinesigenic choreoathetosis (PKC)　70, 98
paroxysmal kinesigenic dyskinesia (PKD)　98
periodic limb movement　107
―― in sleep (PLMS)　108
periodic synchronous discharge (PSD)　67
phenotypic heterogeneity　87
physiologic tremor　13
polyneuropathy　112
postural tremor　5
primary writing tremor　71
propriospinal myoclonus　58
pseudoathetosis　112
psychogenic　101
quasipurposive　86

R

rabbit syndrome　7
Ramsay Hunt 症候群　47, 82, 116
re-emergent tremor　2
reflex myoclonus　55
repellent apraxia　107
restless legs syndrome　105
restless limb syndrome　105
reticular reflex myoclonus　64
rigidity　5

S

scanning speech　36
sensori-motor integration　76
sensory trick　77
skeletal myoclonus　63
spinal myoclonus　59
Spillane 症候群　112

spontaneous myoclonus 56
startle disease 64
static tremor 31
subacute sclerosing panencephalitis
  (SSPE) 69
Sydenham 舞踏病 85
sympathetic apraxia 119

T・U

tardive dystonia 77
task specificity 78
transient myoclonic state with asterixis in
  elderly patients 54
tremor 1
Unverricht-Lundborg 病 47, 55, 116

V

ventrolateral（VL）核 23
Vim 核 22
Vop 核 23

W・Y

Westphal 現象 70
Wilson 病 28
wing-beating 29
wing-beating tremor 28
writer's cramp 71
yips 73